AF297540

DES

HÉMORRHAGIES CUTANÉES

LIÉES A DES AFFECTIONS DU SYSTÈME NERVEUX

ET EN PARTICULIER

DU PURPURA MYÉLOPATHIQUE

PAR

Le Dr Léon FAISANS

Interne lauréat des hôpitaux

PARIS

ALEXANDRE COCCOZ, LIBRAIRE-EDITEUR

11, RUE DE L'ANCIENNE-COMÉDIE, 11

1882

DES

HÉMORRHAGIES CUTANÉES

LIÉES A DES AFFECTIONS DU SYSTÈME NERVEUX

ET EN PARTICULIER

DU PURPURA MYÉLOPATHIQUE

PAR

Le Dr Léon FAISANS

Interne lauréat des hôpitaux

PARIS

ALEXANDRE COCCOZ, LIBRAIRE-EDITEUR

11, RUE DE L'ANCIENNE-COMÉDIE, 11

—

1882

DES HÉMORRHAGIES CUTANÉES

LIÉES A DES AFFECTIONS DU SYSTÈME NERVEUX

ET EN PARTICULIER

DU PURPURA MYÉLOPATHIQUE

———

Les hémorrhagies névropathiques survenant chez des femmes hystériques, ou même chez des hommes, la suite d'une émotion morale vive, telle qu'une frayeur ou un accès de colère, sont connues depuis très long-temps, et l'ouvrage de Latour (1), pour ne pas remonter plus haut, en contient un grand nombre d'exemples.

A cette classe appartiennent les hémorrhagies supplémentaires, et toutes les déviations menstruelles qui peuvent s'observer chez les femmes nerveuses. La peau est assez souvent le siège de ces hémorrhagies névro-pathiques; entre autres cas intéressants, on trouve dans le traité d'anatomie pathologique de M. Lancereaux (2) une fort belle observation de purpura limité au côté

(1) Latour. Histoire des causes des hémorrhagies, Orléans, 1815.
(2) Lancereaux. Traité d'anatomie pathologique, t. I, p. 564.

gauche du corps, chez une femme hystérique, atteinte d'hémianesthésie gauche. D'autres fois ce sont les glandes sudoripares qui laissent échapper le sang (1); et lorsque l'hémorrhagie se localise dans certaines régions de la surface tégumentaire, elle réalise ces phénomènes curieux connus sous le nom de stigmates, dont certains spéculateurs se sont emparés souvent pour exploiter la crédulité humaine.

A côté de ces hémorrhagies liées à une simple perturbation fonctionnelle du système nerveux, il en est d'autres qui se produisent sous l'influence d'une lésion matérielle de l'axe cérébro-spinal. Ici, au dire des auteurs, les hémorrhagies seraient surtout viscérales ; quant aux hémorrhagies cutanées, elles y seraient absolument rares. Nous croyons que cette opinion est tout au moins très exagérée, et nous espérons en fournir la démonstration dans le cours de notre thèse.

Cette étude est divisée en trois parties: dans la première, nous montrons que certaines affections des nerfs périphériques (névralgies ou névrites) peuvent donner lieu, dans le territoire du nerf affecté, à des hémorrhagies cutanées, sous forme d'ecchymoses ou de purpura.

Dans la seconde, nous faisons voir qu'un grand nombre d'altérations médullaires, l'ataxie locomotrice, la myélite transverse, la myélite par compression, la méningo-myélite tuberculeuse, peuvent provoquer les mêmes accidents.

____

(1) Parrot. Mémoire sur les hémorrhagies névropathiques. Gaz. hebd., 1859.

Dans la troisième enfin, nous établissons qu'il existe une forme de purpura généralisé dont le substratum anatomique est une lésion diffuse de la moelle.

Chacune de ces trois parties est immédiatement suivie des observations y afférentes qui servent de pièces justificatives.

Avant de terminer ce préambule, qu'il nous soit permis de témoigner toute notre reconnaissance et notre respectueuse affection à notre cher maître, M. le Dr Grancher, qui nous a donné l'idée de ce travail, et dont l'obligeance ne nous a jamais fait défaut.

Nous remercions aussi nos collègues et amis MM. Gille, Delpeuch, Méricamp, Thibierge et Geffrier, d'avoir bien voulu nous communiquer d'intéressantes observations.

Enfin nous devons une mention toute particulière à notre excellent ami, M. Florand, qui nous a aidé dans la rédaction de nos observations, et dans nos recherches bibliographiques.

HÉMORRHAGIES CUTANÉES CONSÉCUTIVES AUX LÉSIONS DES NERFS.

Ce chapitre est rédigé d'après trois observations dont deux ont été recueillies par nous à l'hôpital Necker ; la troisième nous a été communiquée par notre ami M. Gille, médecin à l'hospice de Garches. Dans les nombreux ouvrages que nous avons consultés, il nous a été impossible de découvrir des cas analogues. L'ouvrage de Weir-Mitchell, en particulier, qui est si riche en faits de tout genre (1), n'en contient pas qui puissent être rapprochés des nôtres. Nous regrettons vivement de n'avoir pas pu nous procurer un travail de Mitchell-Weiss (2). « Cet auteur, au dire de M. Rendu (3), a eu l'occasion de voir des pétéchies survenir dans le cours d'accès de névralgies, chez des femmes anémiques. Ces douleurs coïncidaient avec des crampes dans les muscles de la région affectée. Pour lui, ces hémorrhagies

(1) Weiss Mitchell. Lésions des nerfs. Philad., 1864.

(2) Mitchell Weiss. On certain forme of nevralgia accompanied with muscular spasms and extravasatione of blood, and on purpura as a nevrosis. American Journ. of medic. Sc., july 1869. — Cet ouvrage ne se trouve pas à la Bibliothèque de la Faculté de Paris. (Note de M. Rendu.)

(3) Rendu. Recherches sur les altérations de la seusibilité dans les affections de la peau. Ann. de dermat., 1873-74, 1874-75.

cutanées proviennent d'une affection des nerfs, aussi
bien que l'atrophie de la peau et des ongles qui a été
signalée en pareille circonstance, et il émet l'opinion
que le purpura, communément rattaché au vice rhumatismal, est dans bien des cas la conséquence d'une né-
vrose. J'avoue, ajoute M. Rendu, que, sans regarder
encore le fait comme démontré, j'ai grande tendance à
incliner vers cette théorie. » En dehors de cette indica-
tion vague, nous répétons que nous n'avons trouvé
dans les auteurs aucune observation qui puisse prendre
place dans ce chapitre. Nous devons en conclure que
cette variété d'hémorrhagie névropathique est rare, et
cependant, par une singulière coïncidence, il nous a
été donné d'en observer deux cas, dans le même moment, et dans le même hôpital. Nous serions presque
tenté de croire que, en raison même de sa banalité, le
phénomène a pu quelquefois passer inaperçu : les ecchymoses cutanées sont des lésions tellement communes, surtout aux membres inférieurs, et elles reconnaissent des causes tellement variées, que le malade ne
s'en préoccupe pas, et que le médecin néglige souvent
de l'interroger sur la façon dont elles se sont produites.
C'est probablement pour ce motif que les ecchymoses
tabétiques étaient restées ignorées ; et cependant elles
seraient très fréquentes, au dire de M. Straus, puisque
ce médecin a pu en réunir cinq observations en moins
d'une année.

Les deux premiers cas, que nous rapportons plus bas,
sont relatifs à des ecchymoses sous-cutanées des membres inférieurs, survenus dans le cours d'une névrite

sciatique, et sur le territoire du nerf enflammé. Ces deux observations se ressemblent au point qu'on les dirait calquées l'une sur l'autre : il s'agit d'individus du même âge, tous deux très alcooliques, prenant une sciatique dans des conditions à peu près identiques et présentant, au cours de leur maladie, les mêmes accidents cutanés. Cette curieuse identité se poursuivant jusque dans les moindres détails ne peut qu'augmenter la valeur de nos observations.

Chez ces deux malades, les ecchymoses apparurent dix à onze jours après le début des douleurs névralgiques, et au moment où ces douleurs étaient arrivées à leur apogée. Elles se montrèrent d'une façon spontanée, et présentèrent ce caractère, noté par M. Straus à propos des ecchymoses tabétiques, de se produire notablement au-dessus des points qui étaient le siège des douleurs les plus vives; chez le malade de l'obs. II, à la vérité, les ecchymoses se produisirent à la suite d'injections sous-cutanées de chloroforme : mais leur siège assez éloigné des points où l'on avait pratiqué les piqûres de la peau empêche de voir une relation quelconque entre l'hémorrhagie et le traumatisme opératoire. D'ailleurs, je ne sache pas que l'on ait observé d'ecchymoses aussi étendues à la suite des diverses injections médicamenteuses qui sont si en honneur depuis quelques années, et, en admettant même que l'injection eût été pour quelque chose dans la production de l'accident, il serait difficile de croire que la lésion nerveuse n'y a pas joué un rôle. Enfin, sur le malade de l'obs. I, il n'y a eu aucune espèce de traumatisme, on n'a pratiqué aucune injection, et l'ecchymose qui s'est produite spontanément présentait à peu près les mêmes caractères que celles du second malade.

Le nombre des ecchymoses paraît varier suivant le nombre des points douloureux, et l'intensité des douleurs en chaque point. Le premier malade qui souffrait surtout dans deux régions, et particulièrement dans celle du mollet, n'eut qu'une ecchymose qui occupa toute la hauteur de la jambe, mais dont le point de départ était probablement dans le creux poplité, où la coloration était le plus foncée ; le second, qui accusait trois points également douloureux, offrait trois ecchymoses étagées sur la longueur du membre.

L'étendue des taches ecchymotiques est également très variable, et dépend probablement du volume plus ou moins considérable et de la position plus ou moins superficielle du vaisseau d'où provient l'hémorrhagie ; il nous a semblé en effet qu'il existait une relation entre la coloration de l'ecchymose et son étendue, les taches occupant une surface d'autant plus considérable que leur coloration était plus foncée ; or, il est aisé de comprendre que plus le vaisseau lésé est profondément situé, plus aussi le sang a de peine à s'infiltrer dans les tissus et à se faire jour à la surface. Ainsi, chez le malade de l'observation II, les taches allaient en diminuant du mollet à la fesse, ce qui revient à dire qu'elles étaient d'autant moins étendues, que la peau où elles se montraient était doublée d'une couche cellulo-adipeuse plus épaisse ; car, à l'opposé des hémorrhagies pétéchiales, les hémorrhagies qui donnent naissance à des ecchymoses se font non pas dans l'épaisseur de la peau, mais bien aux dépens des vaisseaux sous-cutanés.

Nous n'avons trouvé au niveau de ces taches aucun trouble de la sensibilité qui parût s'y rattacher d'une façon directe. Le malade de l'observation I présentait il est vrai une hyperesthésie assez notable, mais cette hyperesthésie occupait symétriquement les deux membres inférieurs et reconnaissait évidemment pour cause l'alcoolisme dont le malade présentait les signes les plus complets. De même, au niveau de la tache, et sur toute son étendue, il existait à la pression un certain endolorissement, et, bien que M. Straus considère ce fait comme un bon signe différentiel entre les ecchymoses spontanées et les ecchymoses traumatiques, nous croyons que, dans l'espèce, l'endolorissement observé s'expliquait suffisamment par l'infiltration sanguine dans un derme préalablement hyperesthésié.

La durée des taches a varié chez nos deux malades entre trois semaines et un mois, leur coloration s'est atténuée graduellement, en passant par des dégradations successives de teintes, jusqu'à disparition complète, comme cela se passe pour les ecchymoses traumatiques.

L'observation III est un exemple de purpura symétrique survenu dans le cours d'une sciatique double. Nous la rapprochons des deux précédentes, malgré la différence de forme des hémorrhagies, parce que cette différence nous paraît dépendre uniquement du volume et de la situation des vaisseaux; ici, ce ne sont plus les vaisseaux relativement volumineux qui cheminent au-dessous de la peau qui ont versé le sang, mais bien les capillaires intra-dermiques; il en résulte des hémorrhagies plus petites, mieux circonscrites et plus foncées. Dans ce troisième cas encore les hémorrhagies ont apparu à la suite d'une recrudescence des douleurs, et bien qu'elles aient été bilatérales, elles ont été plus nombreuses dans le côté droit qui était le siège des douleurs les plus anciennes et les plus vives.

Un point intéressant à déterminer est le suivant: s'agissait-il dans ces cas de névralgies sciatiques simples ou de névrites? Relativement à l'observation III, la réponse n'est pas douteuse; la longue durée de la maladie, l'existence de l'atrophie musculaire indiquent d'une façon certaine qu'il s'agissait d'une névrite. Un seul point reste obscur dans notre esprit au sujet de cette observation; il est relatif à la bilatéralité de la névrite. On sait en effet que ces névrites doubles ont le plus souvent pour point de départ une affection médullaire; cependant dans le cas actuel la névrite est restée unilatérale, pendant dix à douze ans, et, durant tout ce temps, le malade n'a présenté aucun autre symptôme qui pût faire penser à une altération spinale. Quant aux deux premiers cas, il est plus difficile d'affirmer l'existence d'une névrite; ici, en effet, le début des accidents remontait à une date trop récente pour qu'on pût observer les phénomènes habituels auxquels donne lieu l'inflammation des nerfs, cependant la constatation des hémorrhagies cutanées, qui nous semblent avoir la même signification que les véritables troubles trophiques, nous a paru suffisante pour croire à l'existence d'une névrite.

OBSERVATION I. (Inédite.)

Névrite sciatique. — Ecchymoses sur le territoire du nerf.

Henri Heins..., relieur, âgé de 46 ans. Entré le 16 novembre 1881, salle Saint-Louis, n° 17. Hôpital Necker, service de M. Grancher.

Pas d'antécédents rhumatismaux, ni syphilitiques. Il y a quinze ans, après avoir travaillé à une fabrique de blanc de céruse, coliques de plomb.

Vers 1872, douleurs dans les reins, sans irradiations dans les membres inférieurs ; le malade passa trois semaines ou un mois à l'hôpital, et fut traité par des ventouses sèches, et un vésicatoire sur la région lombaire. En 1878, il fut pris de nouveau de douleurs dans les reins, douleurs qui durèrent encore près de trois semaines.

Heins... travaille de 10 à 12 heures par jour, et reste tout ce temps debout. Habitudes alcooliques anciennes, rêves professionnels, pituites tous les matins, tremblement très prononcé des doigts, souvent fourmillements dans les doigts, crampes la nuit dans les mollets et les avant-bras, hypéresthésie des membres inférieurs ; le moindre chatouillement, la moindre piqûre, le moindre pincement provoquent des réflexes exagérés et font pousser des cris au malade.

Début de la maladie. — Le 5 ou le 6 novembre, étant à table et n'ayant rien ressenti d'anormal dans la journée, le malade éprouva tout à coup une douleur vive dans la fesse gauche ; il rentra chez lui en traînant la jambe et se coucha. Les jours suivants, la douleur persista, mais le malade continua à travailler. Au bout de six jours, la douleur de la fesse s'étendit à la cuisse.

Heins... se rendit alors à la consultation de la Charité où on lui prescrivit des bains sulfureux. Lorsqu'il eut pris son second bain, il remarqua à la partie supérieure de la jambe gauche une tache jaune. C'est alors qu'il entra à l'hôpital.

État actuel. — Les douleurs spontanées sont très modérées depuis que le malade garde un repos relatif. Mais quand il se lève pour aller aux cabinets, les douleurs deviennent plus vives, et il ne peut s'appuyer sur sa jambe gauche.

Ces douleurs sont plus fortes la nuit que le jour, et rendent le sommeil à peu près impossible. Elles se font sentir sur toute la longueur du membre, dans la région postéro-externe, mais elles occupent principalement la partie moyenne du mollet et la partie supérieure de la cuisse.

Par la pression, on constate un endolorissement diffus de la fesse, de la région postéro-externe de la cuisse et de la jambe, de la région malléolaire externe et de la partie externe du pied; mais en outre on constate sur tout ce parcours et le long du nerf sciatique quelques points douloureux assez nets : deux le long de la cuisse, le point poplité, le péronier, le saphène externe et le malléolaire.

Pas de douleurs dans le membre intérieur droit.

Il existe une hyperesthésie très notable des deux membres inférieurs, d'autant plus marquée qu'on se rapproche davantage des extrémités.

Le membre inférieur gauche ne présente pas de diminution de volume; pas d'éruption, *mais on y voit, sur la peau de la jambe, une large ecchymose.*

C'est le 16 novembre dernier que le malade aperçut pour la première fois une tache jaune à la partie supérieure de sa jambe gauche; depuis ce moment, la tache s'est étendue et s'est foncée en couleur. Heins... affirme très catégoriquement n'avoir reçu aucun coup, n'avoir pas fait de chute; il ne s'est pas enivré depuis qu'il souffre de sa jambe, de sorte qu'on ne peut invoquer, pour expliquer cette ecchymose, un traumatisme qu'il aurait subi en état d'ivresse, et dont il n'aurait pas gardé le souvenir.

Actuellement l'ecchymose s'étend à toute la région externe de la jambe, depuis le genou qu'elle entoure de tous côtés, jusqu'au voisinage de la malléole externe ; elle est surtout foncée dans le creux poplité où elle présente une coloration bleu foncé. A partir de ce point, l'ecchymose dégénère d'une façon insensible et passe successivement par les teintes bleu-verdâtre, bleu-rougeâtre, rouge foncé, rouge-jaune, jaune foncé et jaune claire. Toute la région occupée par l'ecchymose est endolorie, de sorte que, en dehors des points douloureux névralgiques, il existe une zone assez étendue et mal déterminée, où la pression développe de la douleur.

Toutes les fonctions s'accomplissent régulièrement. Miction et défécation normales. Cœur et poumons sains.

Exeat le 7 décembre. Les douleurs ont complètement disparu. Quant à l'ecchymose on l'aperçoit encore sur le côté interne du genou et dans le creux poplité; mais elle y est très décolorée, et elle n'existe plus sur les autres parties de la jambe.

Observation II. (Inédite.) — (Recueillie dans le service de M. Rigal, grâce à l'obligeance de mon excellent collègue M. Delpeuch.)

Névrite sciatique. — Ecchymoses sur le territoire du nerf.

Jules G...., âge de 48 ans, maçon, entre à l'hôpital Necker le 8 novembre 1881, salle Saint-Jean n° 16.

Cet homme n'a jamais eu de maladie sérieuse. Il y a quinze ans, à la suite d'un effort qu'il fit pour soulever un sceau d'eau, il fut pris d'une douleur extrêmement vive dans les reins, sans irradiations dans les membres inférieurs. Il fut guéri, au bout de quinze jours ou trois semaines par des douches d'eau froide appliquées sur la région douloureuse.

Depuis cette époque, il a eu à plusieurs reprises des douleurs dans les reins, mais beaucoup moins intenses, et de moindre durée.

De temps en temps douleurs vagues dans l'épaule gauche ; une seule fois, en 1880, ces douleurs furent assez vives pour rendre le travail impossible pendant six semaines.

Il y a huit ans, il fut soigné par M. Gosselin, pour un rétrécissement de l'urèthre. A la suite d'un cathétérisme il fut pris d'une orchite, et éprouva une série de complications qui le retinrent à l'hôpital pendant près de six mois.

Jamais d'accidents syphilitiques.

J. G... travaille, comme maçon de dix à onze heures par jour ; il se nourrit bien, mais a depuis longtemps des habitudes alcooliques. Rêves professionnels et cauchemars (il voit toutes sortes d'animaux, tombe dans des précipices, etc.).

Tremblement léger des mains ; pituites matinales.

Autrefois fourmillements dans les mains et les pieds ; actuellement crampes fréquentes dans les doigts et dans les orteils ; pas d'anesthésie ni d'hyperesthésie ; pas d'œdèmes.

Depuis deux ou trois mois, le malade éprouvait dans toute la longueur du membre inférieur droit des douleurs vagues, passagères, qui ne l'obligeaient pas à suspendre son travail.

Le 3 ou le 4 novembre dernier, il ressentit tout à coup, en marchant, dans la fesse, la cuisse et le mollet droits trois points extrêmement douloureux qui le firent boiter.

Il resta deux ou trois jours chez lui, puis vint à l'hôpital Necker, dans le service de M. Rigal.

Là, on constata très nettement les signes d'une névralgie sciatique, avec les principaux points douloureux classiques. Trois surtout étaient remarquables par l'intensité de la douleur que provoquait la pression : un point fessier, au niveau de la grande échancrure sciatique, un point fémoral, vers le milieu de la région postérieure de la cuisse, et un point jambier sur la face postéro-externe du mollet.

Pas de douleurs dans les reins. Les mouvements exaspéraient ces douleurs, et la marche était absolument impossible.

Le 10 ou le 11 novembre, on fit, au niveau de chacun des points douloureux une injection hypodermique d'une seringue de chloroforme. Après ces injections, les douleurs, loin de disparaître, devinrent plus intenses, et elles ne se calmèrent qu'au bout d'une huitaine de jours.

Le surlendemain du jour où l'on fit les injections de chloroforme, on vit se produire sur le membre des *taches ecchymotiques*, jaune foncé. Une de ces taches, la plus considérable, siégeait sur la partie antéro-interne de la jambe, qu'elle couvrait tout entière, de la malléole au genou, et n'empiétait sur la face postérieure qu'au niveau du creux du jarret : c'est même en ce dernier point que l'ecchymose présente son maximum de coloration jaune bleuâtre. Seconde tache plus petite, moins foncée, sur la région externe de la cuisse, à la partie moyenne.

Troisième tache plus petite encore, des dimensions d'une pièce de cinq francs, sur la fesse droite. Ces taches, quoique correspondant aux régions dans lesquelles ont été pratiquées les injections, étaient cependant situées sur des points assez éloignés du siège de la piqûre. Ainsi à la jambe, l'ecchymose occupait la région antéro-interne, laissant la partie postérieure de la jambe absolument indemne, alors que l'injection avait été faite en plein mollet. De même dans les autres régions, les ecchymoses siégeaient en des points situés notablement au-dessus et en dehors de ceux qui avaient été piqués.

Les jours suivants, sous l'influence du repos absolu, effacement graduel des ecchymoses, et diminution des douleurs névralgiques. Cependant la douleur du mollet est restée assez intense pour que le 18 novembre on ait cru devoir appliquer en cet endroit un vésicatoire volant.

Le 23. Il n'existe aucune douleur à la pression des apophyses épineuses. Deux points douloureux sur la moitié postérieure de la crête iliaque. Les douleurs spontanées de la fesse et de la cuisse ont disparut mais on les réveille encore à l'aide d'une forte pression exercée aux lieux d'élection. La douleur du mollet a beaucoup diminué, mais elle est encore assez vive, et le malade ne marche qu'avec peine, en s'appuyant sur deux cannes.

Les ecchymoses fessière et crurale se sont complètement effacées; celle de la jambe existe encore sous la forme d'une tache d'un jaune clair, très allongée, occupant la région antérieure et interne de la jambe, depuis le genou jusqu'à la malléole; au creux poplité, dans lequel elle envoie un prolongement, elle présente une coloration plus foncée.

Pas de troubles bien notables de la sensibilité; cependant il existe un peu d'hyperesthésie dans la région malléolaire externe du côté droit.

Pas de modification appréciable de la motilité.

Pas d'éruptions cutanées, ni d'atrophie musculaire; pas d'épaississement de la couche adipeuse sous-cutanée.

Toutes les fonctions s'accomplissent bien. Le malade urine normalement et va à la garde-robe tous les jours.

Le cœur et les poumons sont intacts.

Les jours suivants, les douleurs vont en diminuant; l'ecchymose continue à pâlir et finit par disparaître, sans laisser de traces. Le malade quitte l'hôpital dans les premiers jours de décembre, complètement guéri.

OBSERVATION III. (Inédite.) — (Note communiquée par mon excellent collègue et ami M. Gille, médecin de l'hôpital de Garches.)

Eruption purpurique dans le cours d'une névrite sciatique.

Louis X..., âgé de 67 ans, entre à l'infirmerie le 7 novembre 1881, pour une vieille névralgie sciatique du côté droit, datant de dix à douze ans.

Antécédents pathologiques nuls. Santé toujours excellente.

Actuellement emphysème et catharre pulmonaire. Un peu de rhumatisme noueux des deux mains.

La névralgie sciatique, après une phase subaiguë de trois à quatre mois de durée, pendant laquelle on a appliqué plusieurs vésicatoires, est devenue chronique, et persiste encore. Elle amène de la claudication, et s'accompagne d'atrophie musculaire très marquée, bien que bilatérale; fourmillements. Pas de troubles de la sensibilité tactile. Exaspération des douleurs dans les temps humides.

Depuis quelques mois, X... se plaint de douleurs dans la cuisse gauche, tantôt en avant, tantôt en arrière; leur siège à la partie supérieure de la cuisse m'a fait croire qu'elles étaient dues à de l'arthrite sèche, sans plus de certitude; peut-être sont-ce des douleurs névra giques siégeant d'une façon variable dans les plexus sacré et lombaire.

Le malade était depuis huit jours à l'infirmerie et prenait 4 grammes de salicylate de soude par jour, quand, un matin, je trouvai sur les deux jambes et les cuisses une infinité de petites taches de purpura qui n'existaient pas ailleurs que sur les membres inférieurs, plus nombreuses du reste à droite qu'à gauche. Leur apparition avait coïncidé avec une recrudescence des douleurs et c'étaient les plaintes du malade qui m'avaient fait regarder de nouveau ses jambes.

Pas de fièvre, ni de stomatite, ni de larges ecchymoses; appétit conservé, etc. Au bout de quelques jours, disparition progressive de ces taches; la sciatique dure encore.

II

HÉMORRHAGIES CUTANÉES CONSÉCUTIVES AUX LÉSIONS DE LA MOELLE.

Les faits qui rentrent dans cette catégorie sont moins rares dans la littérature médicale que ceux que nous avons étudiés dans le précédent chapitre, mais ils avaient presque complètement échappé à l'attention des observateurs; la thèse de M. Chevalier (1) contient une observation très curieuse de « sclérose en plaques disséminées, dans laquelle les troubles moteurs et sensitifs étaient surtout marqués ou même existaient presque uniquement du côté droit. Survint une variole : l'éruption fut confluente à droite, très discrète à gauche ; deux jours après le début de l'éruption, *les pustules du côté droit seulement devinrent hémorrhagiques*, et laissèrent suinter un liquide noirâtre présentant tous les caractères du sang. Ce qui prouve dans ce cas que l'hémorrhagie était bien sous l'influence de la lésion du système nerveux central, et non d'origine dyscrasique, c'est que l'état général du malade, loin de s'aggraver comme dans la moindre variole hémorrhagique vraie, resta relativement bon, et la maladie se termina par la guérison, après une durée totale de 21 jours. »

(1) Chevalier. Sur le développement des éruptions cutanées chez les névropathes, th. Paris, 1877.

M. Straus est le premier à avoir mis en lumière la relation qui existe entre certaines hémorrhagies cutanées et les lésions spinales de l'ataxie locomotrice. N'ayant pas eu l'occasion d'observer personnellement des faits de ce genre, nous croyons ne pouvoir mieux faire que de résumer le tableau clinique que M. Straus en a tracé de main de maitre (1).

« Les ecchymoses tabétiques, dit ce médecin, apparaissent chez un certain nombre d'ataxiques, sur la peau des membres, à la suite des grandes crises de douleurs fulgurantes, et leur appartion coïncide toujours avec l'apaisement des douleurs ;... l'apparence ainsi que l'évolution des taches est identique à celle des ecchymoses qui résultent d'une contusion un peu forte (appelées vulgairement des *bleus*), ou d'un fort pincement de la peau. Seulement ces taches sont entièrement indolores, tant spontanément qu'à la pression, tandis que les ecchymoses qui résultent d'un coup sont toujours plus ou moins douloureuses... la forme des taches et leur nombre sont très variables ; leur étendue et l'intensité de leur coloration sont généralement proportionnelles à la durée et à la violence des crises douloureuses qui leur donnent naissance ;... les taches occupent presque toujours le membre et le segment du membre qui est le siège principal des douleurs tabétiques ; mais au lieu de siéger sur la partie de peau correspondant au siège maximum de la douleur, elles se montrent plus haut, en se rappro-

(1) Straus. Des ecchymoses tabétiques, à la suite des crises de douleurs fulgurantes. In Arch. de névrologie, 1880-81, p. 555 et suiv.

chant de la racine du membre;... la distribution des taches ecchymotiques sur la peau n'offre aucun rapport avec le trajet des nerfs cutanés, différant en cela des éruptions tabétiques décrites par M. Charcot... Quant à la fréquence de l'apparition de ces taches, ajoute M. Straus, je ne crois pas être enclin à l'exagération en regardant ce phénomène comme très commun. »

On trouvera plus loin les cinq observations sur lesquelles est basé le travail de M. Straus ; nous avons cru devoir les reproduire presque textuellement parce que, en raison de leur netteté et aussi à cause de l'autorité de l'observateur, elles constituent à l'appui de notre thèse un argument de la plus haute importance.

A côté des ecchymoses tabétiques, doivent naturellement trouver place les hémorrhagies cutanées développées dans le cours d'affections communes et plus ou moins localisées de la moelle. Nous en présentons ici un certain nombre d'observations, et nous aurions pu en reproduire d'autres, si nous ne nous étions attaché à ne choisir que les cas les plus probants.

L'obs. IX est relative à une myélite transverse de la région dorso-lombaire. Neuf mois environ après le début de la maladie, et au moment où les accidents commençaient à s'amender on vit apparaître, sur les deux jambes une éruption de purpura. Cette éruption ne présenta par elle-même rien de spécial, le malade n'avait jamais eu de rhumatisme, ni d'affection cardiaque ; il était loin d'être cachectique, puisqu'au contraire son état général s'était sensiblement amélioré depuis quelque temps ; en un mot, il ne présentait aucune des causes ordinaires du purpura. Peut-être cependant pourrait-on incriminer l'iodure de potassium que l'on administrait chaque jour au malade à la dose de 2 grammes; mais outre que le purpura iodique, de l'aveu même de M. Fournier, (1) est un phénomène relativement rare, il y avait déjà deux mois que l'on avait commencé cette médication, et l'on n'avait encore observé rien de semblable; d'ailleurs il n'existait, concurremment avec cette éruption, aucun autre signe d'iodisme, et il nous semble que, dans ces conditions, il est légitime de la rapporter à l'affection médullaire.

Au surplus, ce serait le lieu de se demander pourquoi et comment certains médicaments, même ingérés à doses minimes, produisent à la peau des ecchymoses multiples ou des éruptions purpuriques très étendues. Des accidents de ce genre ont été mentionnés après administration de la quinine, du chloral (Crichton, Brown, Lancet 1871), de l'iodure de potassium (Fournier, loc. cit.), de l'acide salicylique (Freudenberg, Berlin Klin., Wochens, 1878) (2). Or on sait que ces médicaments exercent une action manifeste sur le système nerveux, et il est permis de croire que cette action n'est pas complètement étrangère à la production des accidents cutanés.

L'obs. X. est un bel exemple d'ecchymoses cutanées développées sur les membres inférieurs dan le cours d'un cancer secondaire du rachis; malheureusement

(1) Fournier. Rev. mens. de méd. et de chir., 1877,
(2) Rev. des sc. méd, 1880, t. XVI, p. 601.

l'autopsie n'a pu être faite d'une façon complète, et on n'a pas recherché jusqu'à quel point les racines nerveuses et la moelle participaient à la lésion ; leur altération n'était pas douteuse cependant, au moins celle des racines, car on ne saurait expliquer autrement les phénomènes douloureux observés pendant la vie.

Ces ecchymoses peuvent d'ailleurs être utilement rapprochées des ecchymoses tabétiques ; elles sont survenues spontanément à la suite de crises douloureuses présentant une certaine analogie avec les accès de douleurs fulgurantes ; elles ont été à peu près exactement symétriques ; enfin leur durée était très courte, et elles disparaissaient au bout d'un très petit nombre de jours, sans laisser de traces.

Les deux observations qui suivent la précédente nous montrent des éruptions purpuriques survenues chez des tuberculeux, et dans des circonstances telles qu'il est impossible de ne pas y voir la preuve de lésions tuberculeuses de la moelle. L'obs. XI, en particulier, nous paraît devoir entraîner la conviction, à cause de la coïncidence très exacte des phénomènes paralytiques et des accidents cutanés. Le 29 mars, on note l'existence d'une paraplégie cervicale avec sensation d'engourdissement, et à la même époque, dans les derniers jours de mars, se montrent des taches purpuriques symétriques aux membres inférieurs.

L'obs. XII est également très probante : il s'agit d'un tuberculeux qui, quelques jours avant sa mort, avait vu se développer sur les deux jambes des taches de purpura ; cette éruption se rattachait probablement à l'exis-

tence de tubercules'de la moelle, car les jours précédents
le malade éprouvait de la gêne dans la marche ainsi que
dans tous les mouvements des membres inférieurs, le
tout accompagné d'une sensation de froid très intense et
très bien caractérisée. Ici, un autre symptôme contri-
buait à faire croire à une altération de la moelle, nous
voulons parler des arthropathies ; nous verrons en effet
dans le prochain chapitre qu'elles constituent un des
symptômes ordinaires du purpura d'origne médullaire.

Dans toutes les observations dont nous avons parlé
jusqu'ici nous avons vu que les hémorrhagies cutanées
étaient accompagnées ou précédées de certains phénomènes d'ordres nerveux qui pouvaient jusqu'à un certain point indiquer la relation de cause à effet existan
entre la lésion médullaire et les hémorrhagies ; mais il
n'en est pas toujours ainsi, et les hémorragies peuvent
être le premier signe, ou le seul signe de la lésion médullaire. L'obs. XIII en serait un bel exemple, si on y
avait insisté un peu plus sur les détails relatifs au point
qui nous occupe. Cependant, telle qu'elle est, elle nous
paraît suffisamment démonstrative pour que nous l'in-
voquions à l'appui de notre thèse : Un homme entra à
l'hôpital, très affaibli, et présentant de larges ecchymoses spontanées sur l'avant-bras droit et sur les cuisses.
Après quelques jours de repos, il fut assez amélioré pour
s'en aller en convalescence ; mais il rentra un mois après
le début des accidents, avec tous les signes d'une méningite tnberculeuse cérébro-spinale dont l'existence fut
démontrée par l'autopsie. Il est très probable que, lors
de sa première entrée à l'hôpital, cet homme avait déjà

subi dans ses méninges rachidiennes une poussée de granulations tuberculeuses, sans inflammation concomitante des membranes, et dont le seul signe avait été la production des hémorrhagies cutanées ; puis était survenue la méningite pérituberculeuse avec épaissement des méninges, et alors seulement avaient éclaté les phénomènes de paralysie et de contracture qui furent observés plus tard. Nous ferons remarquer en effet que, chez cet homme, il a existé un certain rapport entre le siège des hémorrhagies cutanées et le siège des lésions rachidiennes : les ecchymoses se montrèrent sur l'avant-bras droit, et quand plus tard la contracture survint aux membres supérieurs, ce fut surtout le droit qui en fut atteint ; les deux membres inférieurs avaient aussi présenté des ecchymoses, et il est dit dans la relation de l'autopsie que les lésions méningées les plus considérables occupaient la région dorso-lombaire. Malheureusement encore dans cette observation on n'a pas fait mention de l'état des racines nerveuses, et quant à l'examen de la moelle, on s'est contenté de constater qu'il n'y existait pas de portion ramollie.

En somme, nous croyons que l'analyse physiologique des symptômes observés dans les trois derniers cas dont nous venons de parler nous autorise à dire que les ecchymoses étaient bien sous la dépendance de lésions tuberculeuses *des organes contenus dans le rachis* ; l'insuffisance des recherches anatomiques nous empêche d'employer une formule plus précise.

Cette façon d'envisager les choses entraîne des conséquences importantes, car nous sommes conduit à nous

demander si beaucoup des purpuras qui surviennent à
la dernière période de la tuberculose, et que l'on considère généralement comme des purpuras cachectiques,
ne seraient pas, eux aussi, sous la dépendance de lésions
médullaires ignorées. Nous venons de voir en effet que
la chose peut s'observer même en dehors de la sympto-
matologie ordinaire de la méningomyélite, et, pour ainsi
dire, à titre de signe prodromique. Ce n'est là bien en-
tendu qu'une hypothèse que nous émettons sous toutes
réserves, mais la disposition symétrique qu'affectent
d'ordinaire ces purpuras vient lui donner une certaine
vraisemblance.

L'observation XIV, que nous présentons comme un
exemple de ces purpuras ultimes, montre des poussées
successives de purpura survenues jusqu'à la veille de la
mort sur les mains et les poignets d'un tuberculeux ;
il faut reconnaître que la cachexie toute seule est insuf-
fisante à expliquer et cette localisation insolite et cette
parfaite symétrie de l'éruption.

L'origine médullaire des hémorrhagies étant admise,
il reste à établir par quel mécanisme se fait l'hémorrhagie. Tous les auteurs qui se sont occupés de la question sont à peu près d'accord pour reconnaître qu'elles
sont le résultat de congestions locales déterminées par
la lésion des centres vaso-moteurs médullaires ; ces
congestions seraient suffisantes pour produire la rupture
des vaisseaux et donner lieu, suivant le volume et la
situation de ces derniers, à des ecchymoses ou à des
taches purpuriques. M. Hillairet, cité par M. Rendu,
nie la réalité de l'épanchement sanguin, et ne voit dans

la tache purpurique que le fait d'une congestion de vaisseaux portée à son maximum. La chose est difficile à admettre, et, quant à nous, le fait de l'extravasation globulaire ne nous paraît pas douteux. Ce qui le prouve c'est que, dans certaines régions où la peau est très mince, l'épiderme tombe quelquefois au-dessus de la tache pétachiale, et laisse à nu le derme saignant. Le malade de l'observation XV, que nous publions à la fin de notre troisième chapitre, présenta ainsi des excoriations du scrotum, lesquelles laissèrent suinter quelques gouttes de sang.

Mais là n'est pas la seule difficulté : pour nous, ce qui nous surprend le plus, c'est de voir de simples congestions locales produire partout des résultats identiques, et amener, souvent en des points symétriques, la rupture des mêmes vaisseaux sans altération préalable de leurs parois. Aussi nous nous demandons si cette absence d'altérations est bien la règle, et s'il ne serait pas logique d'attribuer aux *nervi vasorum*, vis-à-vis des parois vasculaires, des propriétés trophiques semblables à celles que l'on accorde aux nerfs cutanés vis-à-vis de la peau. D'ailleurs M. Hayem (1), étudiant dans quelques cas de purpura rhumatismal, l'état des vaisseaux au niveau des pétéchies, a vu qu'ils étaient le siège d'une artérite oblitérante. La seule congestion des vaisseaux rend un compte insuffisant de ces altérations. Serait-il impossible d'admettre qu'il y a là un *trouble trophique vasculaire*, analogue à ceux qui peuvent occuper les éléments de la peau et qui souvent confinent à l'inflammation ?

(1) Hayem. Soc. anat., 1863, et Soc. de biol., 1876.

OBSERVATION IV. (Straus, résumée.)

Ataxie locomotrice. — Apparition d'ecchymoses sur la peau des membres inférieurs et supérieurs, à la suite des fortes crises fulgurantes.

Martin (Pierre), 34 ans, menuisier, entre le 16 janvier 1880, à l'hôpital Tenon, salle Saint-Augustin, n° 11, service de M. Straus.

En 1874, apparition des premières douleurs lancinantes dans les talons, et de douleurs lombaires passagères. En 1878, exaltation passagère du sens génésique, suivie d'un affaiblissement graduel des désirs vénériens ; à là même époque, douleurs vives dans les mollets, et douleurs constrictives au niveau des cou-de-pied, avec sensation de clapotement dans l'articulation lors des mouvements. Un peu plus tard, incoordination motrice s'accentuant progressivement.

État actuel (mars 1880). Incoordination motrice extrêmement accusée ; démarche de pantin ; le malade cependant sent le sol. Pas d'atrophie musculaire dans les membres inférieurs ; la force y est conservée intacte.

Douleurs fulgurantes des extrémités inférieures ; ces douleurs sont tantôt passagères et tantôt subrinantes ; dans ce dernier cas, elles constituent de véritables accès durant de douze à vingt-quatre heures. Douleurs constrictives à la base du thorax, sans crises gastralgiques proprement dites. Sensation de fourmillement, d'engourdissement douloureux et parfois d'élancements dans le petit doigt et l'annulaire des deux mains.

Sensibilité générale très amoindrie aux deux jambes ; à peu près intacte partout ailleurs.

Le réflexe patellaire est absolument aboli.

Pas de troubles de la vue ; léger ptosis de la paupière supérieure droite.

Le 8 mars, pour la première fois, on constate au niveau de la rotule et de la face externe du tibia du côté gauche la présence *d'ecchymoses verdâtres, ressemblant absolument à celles qui proviendraient d'un coup.* Ces ecchymoses existent depuis vingt-quatre heures et leur apparition coïncide avec une crise de douleurs fulgurantes des extrémités inférieures, qui s'est produite dans la nuit du 6 au 7 mars. Le malade dit avoir souvent observé ces taches en pareil cas, depuis 1875.

Le 18. Les dernières ecchymoses ont disparu complètement.

Le 20. Deux taches ecchymotiques à la jambe gauche, dans la région de la patte d'oie, à la suite de douleurs. Le malade dit avoir remarqué que ces taches sont d'autant plus développées que la douleur a été plus aiguë, et dans le cas actuel, où il a assez peu souffert, elles sont relativement pâles et peu développées, atteignant à peine le diamètre d'une pièce d'un franc. Il a observé aussi que les taches sont généralement situées au-dessus des points particulièrement douloureux, à une distance variant de 10 à 15 centimètres.

Le 25. A la suite de douleurs constrictives le long de la portion radiale des deux bras, apparition sur la partie moyenne et antérieure du bras droit, au niveau du centre du biceps, de *trois taches ecchymotiques*, dont une, de la grandeur d'une pièce de 50 centimes, est rouge sombre et franchement hématique. Sur le bras gauche, à la face postérieure, en arrière de l'empreinte deltoïdienne, existe également une tache ecchymotique très petite; il en est de même à la région épicondylienne. Pas de troubles de la sensibilité à la peau des membres supérieurs. Persistance de l'ataxie déjà constatée.

Le 26. Dans la soirée, douleurs violentes, lancinantes, occupant les bras, les jambes et les pieds, durant jusqu'au matin du 27, reprenan le soir et ne s'apaisant que le matin du 28. Le 28, à 2 heures, le malade aperçut sur la face antérieure de la jambe droite des taches nombreuses, d'une coloration rouge pâle, forcée, se rapprochant déjà d'après lui, des anciennes ecchymoses. Au membre supérieur où les douleurs ont été moins fortes, pas d'ecchymoses.

3 avril. Dans la journée d'hier, dans la nuit et la matinée d'aujourd'hui, douleurs constrictives dans les bras et les avant-bras, pas dans les extrémités inférieures. Ce matin au réveil, le malade nous signale l'apparition de taches jaunes disséminées sur la peau du bras, ressemblant à des ecchymoses en train de se résorber. Il arrive, dit-il, par extraordinaire, qu'il éprouve des douleurs accusées surtout dans un membre, l'autre étant presque indemne, et que les ecchymoses se montrent sur le membre non douloureux.

1er novembre. Depuis trois mois environ, les douleurs fulgurantes sont bien plus rares, et moins fortes; on constate encore, lors de leur production, l'existence de quelques taches pâles et peu étendues. Il souffre principalement de douleurs constrictives à la base du thorax.

Observation V. (Straus, résumée.)

Ataxie locomotrice ancienne. — Attaques épileptiformes. — Ecchymose sur les membres inférieurs, à la suite de crises fulgurantes.

D... (Alexandre), 40 ans, voiturier, entré le 26 juillet 1880, à l'hôpital Tenon, salle Saint-Augustin, service de M. Straus.

Début de la maladie en 1870. Le 30 juillet 1880, on constate sur les deux jambes des taches jaunâtres évidemment hématiques, et ressemblent à une ecchymose en voie de régression ; deux taches, sur la jambe droite, occupent la face interne du tibia, à cinq travers de doigt au-dessous de l'interligne articulaire du genou. A gauche on voit une tache sur la face externe de la jambe, à un travers de main au-dessous du genou, et une autre sur le gras du mollet, non loin du creux poplité.

Le malade assure avoir eu souvent des taches semblables. Elles seraient couleur brun rougeâtre au début et prendraient la teinte jaune verdâtre ultérieurement. Ces taches sont intimement liées aux douleurs que le malade éprouve dans les jambes. Elles suivent ces douleurs, ou du moins le malade n'en a jamais remarqué avant d'avoir eu des douleurs fulgurantes. Les taches apparaissent au-dessus du point qui a été le siège principal de la douleur : ainsi quand celle-ci siège au tiers inférieur de la jambe, c'est dans le tiers supérieur que surviennent les taches.

3 août. Le malade a eu des douleurs térébrantes dans le cou-de-pied toute la nuit. Ce matin il s'est aperçu de l'apparition d'une tache brunâtre, vers le milieu du mollet droit. Cette tache a entièrement disparu au moment où nous examinons le malade. Quelques jours après, le malade, très indiscipliné, exige sa sortie.

Observation VI. (Straus, résumée.)

Ataxie locomotrice datant de dix ans. — Ecchymoses sur les membres inférieurs à la suite de crises de douleurs fulgurantes.

Van M..., 51 ans, ébéniste, entré le 6 janvier 1880 à l'hôpital Tenon, salle Bichat, service de M. Hallopeau.

Début de la maladie en 1870, à la suite d'une gelûre des membres inférieurs.

Entre autres symptômes, douleurs fulgurantes dans les membres inférieurs, accompagnées de secousses fibrillaires des muscles ; douleurs térébrantes autour des malléoles ; mais surtout douleurs acérées, vives, aiguës, que le malade compare à des coups de poignard et qui siègent aux cuisses. Elles se fixent sur un point et s'y succèdent avec l'instantanéité d'une série de décharges électriques. Elles apparaissent par accès de courte durée, mais souvent répétés, et formant une attaque de huit à dix heures.

Souvent, le lendemain de ces attaques, le malade aperçoit sur les cuisses, surtout à droite, des taches, des plaques, comme produites par une pression forte et prolongée, ou par des coups. Jamais il n'en a vu sur les jambes, où d'ailleurs il n'a jamais senti de douleurs acérées. L'étendue de ces taches est variable ; les unes ont la largeur d'une pièce de 2 francs, les autres d'une pièce de 5 francs, d'autres d'une étendue intermédiaire.

Leur forme est elliptique ou ovale. Elles ne font pas saillie au-dessus de la peau. Elles ne sont pas douloureuses. Leur apparition coïncide avec la disparition absolue des douleurs fulgurantes. Ces taches sont multiples et irrégulièrement disséminées sur la surface de la cuisse.

Leur coloration est d'abord rouge, puis devient bleuâtre, violacée, jaunâtre. Après ces transformations successives, elles disparaissent au bout de deux, trois ou quatre jours, sans laisser de traces.

Observation VI bis. (Straus.)

M. L..., âgé de 51 ans, commerçant retiré, auquel je donne des soins en ville. Il y a dix-huit ans, violentes douleurs dans les jambes, à caractère franchement fulgurant, prises pour des douleurs rhumatismales. Actuellement, la maladie est arrivée à son apogée : incoordination énorme des membres inférieurs ; la marche est impossible. Violentes crises fulgurantes dans les membres inférieurs, empêchant le sommeil.

Douleurs constrictives en ceinture, crises gastriques et rectales (le malade éprouve parfois la sensation d'un fer rouge pénétrant dans le rectum ; pendant quatre ans, ces crises douloureuses rectales s'accompagnèrent d'hémorrhagies abondantes par l'anus). Abolition du réflexe patellaire. Myosis.

J'examinai fréquemment le malade, à la suite de ses crises fulgurantes, sans jamais découvrir d'ecchymoses ; mais, en l'interrogeant, il me déclara qu'au début de sa maladie, pendant six ans, à la suite de violentes crises douloureuses, il voyait habituellement apparaître sur les jambes des taches ecchymotiques. Il en parla même à divers médecins, qui n'y prirent pas garde, ou bien attribuèrent ces taches à des chocs. Voici la description de ces ecchymoses tabétiques, rédigée sur ma demande par le malade lui-même, et que je reproduis textuellement :

« A l'âge de 35 ans (deux ans après le début de la maladie), je remarquai qu'à la suite de violentes douleurs, d'une durée variant de douze à dix-huit, vingt-quatre heures, réparties dans les jambes et à l'endroit où je sentais des pulsations et où j'éprouvais la sensation de fortes pinçures avec tenaillements, il restait après les douleurs passées une plaque de couleur jaunâtre foncée, de la dimension d'un franc ; cela se produisait sur les parties charnues, soit aux mollets, soit aux cuisses, et disparaissait au bout de quelques jours ; j'ai remarqué cela pendant une dizaine d'années ; depuis cinq à six ans ces taches ne paraissent plus. »

Observation VII. (Straus.)

B... (Jules), 52 ans, employé de magasin. Douleurs fulgurantes des extrémités inférieurs depuis quinze ans ; incoordination motrice très accusée ; anesthésie plantaire. Incontinence nocturne d'urine, dysurie pendant le jour. Troubles visuels. Antécédents syphilitiques anciens.

Les douleurs fulgurantes des membres inférieurs surviennent par intervalles de quinze jours à trois semaines ; elles sont très vives et durent de six à douze heures ; elles surviennent surtout pendant la nuit.

A la suite de ces crises, le matin au réveil, le malade a observé à plusieurs reprises la présence de taches apparaissant spontanément dans le voisinage de l'endroit où les douleurs étaient le plus vives ; ces taches, rouge sombre d'abord, deviennent vertes, puis jaunes et disparaissent au bout de quelques jours.

A diverses reprises, pendant son séjour à l'hôpital, on a pu s'assurer de la production de ces taches au membre inférieur à la suite de fortes crises douloureuses.

Observation VIII. (Straus, résumée.)

Ataxie locomotrice d'origine probablement syphilitique : douleurs fulgurantes et crises gastriques. — Constatation sur les membres inférieurs de taches ecchymotiques spontanées. (Recueillie et communiquée par M. Rendu.)

H... (Ernest), 37 ans, entré le 29 mai 1880 à l'hôpital Tenon, salle Gérando.

.... Les douleurs fulgurantes revenaient chez ce malade tous les deux ou trois jours, et elles occupaient de préférence les cuisses, les jambes et les genoux, bien que parfois elles étendissent leurs irradiations vers les membres supérieurs et jusqu'aux doigts. Elles revenaient presque toujours la nuit et empêchaient complètement le sommeil.

Or plusieurs fois, à la visite du matin, nous avons constaté sur la jambe droite et au genou gauche de petites taches jaunâtres, de la grandeur d'un pois ou d'une noisette, présentant des limites effacées, ne disparaissant pas sous le doigt, offrant en un mot tous les caractères d'une ecchymose datant de quelques jours et commençant à pâlir. Ces taches duraient trois ou quatre jours en moyenne.... Jamais ces taches n'éveillaient à la pression la moindre sensibilité, et elles siégeaient à la partie postérieure et interne du mollet, en des points où l'idée d'un traumatisme était difficilement soutenable. Le malade, d'ailleurs fort intelligent, affirmait que ces taches survenaient spontanément, sans cause connue, et le plus souvent à la suite de violentes douleurs fulgurantes.

..... Ce malade est resté en observation depuis le 1er novembre jusqu'au 15 décembre. Les taches jaunâtres ecchymotiques n'ont été constatées que trois fois pendant ce laps de temps ; il est vrai que sous l'influence du traitement (salicylate de soude à 1 gr. par jour et bains sulfureux), les douleurs fulgurantes étaient devenues beaucoup plus

rares. Le 14 et le 26 novembre, il y eut cependant une crise douloureuse fort nette, mais sans manifestation hémorrhagique.

Le malade demanda sa sortie le 15 décembre, sans que l'on eût pu
constater de nouveau ce phénomène.

Nous recevons au dernier moment de notre excellent
ami M. Méricamp, interne de M. le professeur Fournier,
à l'hôpital Saint-Louis, communication d'un cas de purpura des membres inférieurs chez un ataxique. La
coïncidence d'une éruption iodique franche sur les
mêmes points est de nature à inspirer des doutes sur
l'origine de ce purpura. Cependant M. Fournier était
d'avis qu'on ne pouvait incriminer dans ce cas l'iodure de potassium. C'est pour cela que nous reprodui-
sons l'observation, à côté de celles de M. Straus. Nous
ferons remarquer d'ailleurs que, plusieurs jours avant
l'apparition du purpura, le malade accusait des douleurs
assez vives dans la région affectée.

Observation VIII bis. (Inédite.)

(Communiquée par notre collègue et ami M. Méricamp.)

D... (François), 44 ans, couvreur, entré le 17 septembre 1881 à l'hôpital Saint-Louis, salle Saint-Louis, service de M. Fournier.

Jamais de rhumatisme. Chancre syphilitique en 1869. Début de l'a-
taxie cinq ans après.

Troubles de la vue, douleurs fulgurantes, incoordination motrice, etc. En 1880, arthropathie ataxique du genou gauche, dont il ne
reste aujourd'hui que quelques craquements intermittents et un peu de
mobilité anormale.

Peu de temps après, arthropathie ataxique, de forme hypertrophi-

Faisans.   3

que, de l'articulation tibio-tarsienne droite. Cette arthropathie persiste encore.

Vers la fin de janvier 1882, le malade, qui depuis plus de sept mois n'a pas de douleurs fulgurantes proprement dites, accuse quelques douleurs intermittentes, erratiques, quelquefois très aiguës, qu'il compare à des piqûres et qui se promènent du genou à la malléole.

Le 9 février au matin, le malade s'aperçoit qu'il est apparu un certain nombre de taches sur ses deux jambes. Ces taches sont petites, de la grosseur d'une lentille, au nombre de 30 environ, d'un rouge animé quoique sombre, ne disparaissant pas par la pression, indolentes et non prurigineuses. Elles sont discrètes du côté gauche, plus nombreuses du côté droit.

On les voit de préférence sur la partie interne de la jambe, au niveau du gras du mollet. Quelques-unes se perdent sur le genou et un peu au-dessus.

Rien au niveau de l'interligne tibio-tarsien.

Au 15 février, les taches purpuriques persistent encore avec les mêmes caractères. A côté d'elles est apparue une éruption provoquée par l'iodure de potassium, mais dont les caractères sont absolument distincts de ceux des taches purpuriques : ce sont des élevûres boutonneuses, acnéiformes, avec une vésicule purulente au centre et une zone périphérique douloureuse, rouge, dont la coloration disparaît par la pression.

OBSERVATION IX. (Inédite.) — (Communiquée par mon excellent collègue et ami Geffrier.)

Eruption purpurique dans le cours d'une myélite transverse.

M... (Alexis), 36 ans, tailleur, entré le 25 mai 1880, hôpital Laënnec, salle Béhier, n° 10.

Antécédents. — Nuls au point de vue de l'hérédité. Rougeole à l'âge de 5 ans, récidive (?) à 18 ans. Il nie avoir eu la syphilis, cependant il aurait eu à l'âge de 24 ans quelques gerçures à la verge, et, peu après, un écoulement muqueux et de la douleur du côté de l'anus. Il parle aussi de croûtes dans les cheveux et de maux de tête, mais qui auraient précédé de quelque temps les accidents du côté de la verge et de l'anus.

Il a encore eu, en 1879, des douleurs de tête plus intenses la nuit que le jour. En 1878, à la suite d'une vive émotion, perte subite de connaissance.

Histoire de la maladie. — Dans les premiers jours du mois de décembre 1879, le malade ressentit un engourdissement général dans les membres inférieurs, avec sensation de fourmillements et de froid. Il s'aperçut bientôt d'un affaiblissement notable des membres inférieurs, plus prononcé à gauche qu'à droite. En même temps, il survenait une douleur lombaire chaque fois qu'il restait debout pendant un temps un peu prolongé.

Au mois de janvier survinrent des phénomènes singuliers du côté du rectum ; le malade avait constamment la sensation d'un corps étranger provoquant des besoins de défécation. Quand il marchait, il lui semblait sentir vers le fondement une boule de la grosseur d'un œuf ; cette sensation disparaissait aussitôt que le malade s'asseyait. Il n'a jamais d'ailleurs constaté la présence d'aucune tumeur hémorrhoïdale ou autre procidente à la région anale.

Depuis cette époque l'affaiblissement des membres inférieurs s'accentua de plus en plus, et la marche devint de plus en plus pénible.

Vers le mois de mars, il survint quelques troubles dans la miction : besoins très fréquents ; l'émission parfois involontaire, toujours peu abondante, était quelquefois suivie d'un peu de cuisson au niveau de l'urèthre.

Au moment de son entrée à l'hôpital, on constate que la marche est difficile ; le malade avance lentement, détachant à peine ses pieds du sol, les jambes restent accolées l'une à l'autre ; cependant, avec un léger effort, le malade parvient à écarter les jambes ; les yeux étant fermés, la marche n'est guère modifiée.

Les membres inférieurs présentent un volume normal ; les masses musculaires ne sont pas atrophiées.

Si on veut fléchir ou étendre la jambe malgré la résistance du malade, on constate que cette résistance est moindre qu'à l'état normal, surtout du côté gauche.

La force musculaire paraît normale aux membres supérieurs ; au dynamomètre de Burq, la main gauche donna 39 kilos, la droite 43 kilos.

La sensibilité est intacte dans tous ses modes ; il n'y a pas, et il n'y a jamais eu de douleurs fulgurantes, mais seulement une douleur de la région lombaire avec sensation vague de constriction en ceinture.

On provoque aisément, par l'extension brusque du pied, la trépidation spinale. Les réflexes tendineux sont exagérés pour le tendon rotulien. Réflexes plantaires également exagérés, surtout du côté gauche.

Constipation habituelle. Les mictions sont restées très fréquentes, le malade ne pouvant retenir ses urines au delà d'un certain temps. Les urines sont claires, assez abondantes ; elles ne contiennent ni albumine, ni sucre.

Diagnostic. — Myélite transverse dorso-lombaire. Pensant à la possibilité de l'origine syphilitique de cette lésion, on ordonne deux cuillerées de sirop de Gibert, puis des bains sulfureux.

15 juillet. Suppression du sirop de Gibert. Iodure de potassium, 2 grammes par jour. — On fait tous les cinq ou six jours des cautérisations ponctuées au thermo-cautère, au niveau de la région lombaire de la colonne vertébrale.

3 septembre. L'amélioration persiste. On découvre sur les deux jambes du malade une éruption de purpura. De nombreuses petites taches rouges, rapprochées, du diamètre d'une grosse tête d'épingle, se montrent sur le dos des deux pieds, autour des malléoles et à la jambe, aussi bien sur la face postérieure que sur l'antérieure ; les taches deviennent plus disséminées en approchant du genou, et on n'en retrouve plus aux cuisses. Elles ne disparaissent pas par la pression du doigt, et ne font pas de saillie appréciable sur la peau.

On prescrit une potion avec : perchlorure de fer, 1 gramme.

20 décembre. Toute trace de purpura a disparu ; il s'est fait une légère desquamation épidermique autour des malléoles et sur le dos du pied.

Le malade sort le 24 avril 1881 incomplètement guéri ; la marche est assez facile ; les mictions ne présentent plus rien d'anormal. Il n'y a pas eu de nouvelles poussées de purpura.

Observation X. (Inédite.) — (Communiquée par mon collègue et ami
Thibierge.)

Cancer du sein. — Cancer secondaire du rachis. — Ecchymoses aux membres
inférieurs, sur le trajet des nerfs douloureux.

Catherine P..., âgée de 56 ans, ménagère, entre le 11 février 1881,
à l'hôpital Laënnec, dans le service de M. le professeur Ball, salle
Broca.

Cette femme a été opérée il y a six ans d'un cancer du sein droit.
Depuis deux ans la tumeur mammaire a récidivé; de nombreux nodules
cancéreux se sont développés au niveau du sein droit et ont envahi une
grande partie du thorax.

Depuis trois mois elle éprouve des douleurs dans la région lombaire;
la colonne rachidienne ne présente pas de déformation; mais la
pression sur la région lombaire est douloureuse sur la ligne médiane et
sur les côtés, surtout du côté droit. Le malade n'éprouve pas de douleurs dans les membres inférieurs, même pendant la station verticale;
la sensibilité et la motilité sont conservées dans les deux membres
inférieurs.

Au mois de mars, la malade commence à ressentir quelques douleurs dans les membres inférieurs, elle éprouve une certaine gêne pour
marcher, car ces douleurs, ainsi que celles de la région lombaire, augmentent lorsqu'elle est debout. Ces douleurs augmentent les mois
suivants; la colonne lombaire commence à présenter une incurvation à
convexité postérieure et la malade s'affaiblit de plus en plus.

Le 5 août. La malade fait remarquer qu'elle a sur les deux jambes
des taches d'un brun verdâtre pâle, dont elle s'est aperçue pour la première fois la veille au soir. Ces taches ont tout à fait l'apparence
d'ecchymoses; mais la malade assure n'avoir pas reçu de coup à ce
niveau; on ne lui a pas non plus fait en ces points d'injections de morphine; les taches ecchymotiques sont donc apparues spontanément.
Elles siègent à la partie supérieure des jambes, sur leur face externe,
au niveau de la partie supérieure du péroné; elles affectent une disposition à peu près exactement symétrique des deux côtés. Chacune d'elles
a environ les dimensions d'une pièce de 50 centimes, sans saillie. Elles
sont presque confluentes et forment par leur ensemble une large plaque

allongée suivant l'axe du membre et ayant 10 à 12 centimtères de long, sur 5 à 6 centimètres de large. La malade s'est aperçue par hasard de l'existence de ces ecchymoses et ne peut dire quand elles ont débuté. Elle se rappelle seulement avoir remarqué il y a une quinzaine de jours des taches semblables par la couleur et par la forme au niveau du genou gauche, taches qu'elle avait d'abord rapportées à un coup dont elle n'aurait pas conservé le souvenir. Les taches qui sont apparues au genou avaient été précédées de quelques douleurs à ce niveau.

Les douleurs que la malade ressent aux membres inférieurs occupent principalement la partie externe des jambes et le dos des pieds; ces douleurs affectent le caractère névralgique, surviennent tout d'un coup, durent quelques minutes seulement, et ressemblent à des fourmillements. Au contraire, la douleur de la région lombaire est continue. Les douleurs des membres inférieurs augmentent dans la station verticale ou assise.

On ne trouve pas sur d'autres points du corps d'ecchymoses semblables à celles des jambes; on remarque seulement sur les cuisses, au niveau des piqûres des injections de morphine, des taches ecchymotiques de même coloration et un peu plus larges.

7 août. Les taches ecchymotiques conservent la même couleur, mais un peu affaiblie; leurs dimensions ont diminué de moitié environ.

Le 10. Les taches des jambes ont à peu près complètement disparu, mais on en constate de nouvelles aux cuisses où elles affectent également une disposition symétrique; ces taches occupent la partie inférieure de la cuisse, un peu au-dessus de la rotule; elles ont le diamètre d'une pièce de 20 centimes; elles sont au nombre de quatre à droite, de six à gauche; elles sont déjà d'un brun verdâtre pâle, quoiqu'elles soient survenues depuis hier.

Au bout de trois jours, toutes les taches ont disparu sans laisser de traces.

Depuis cette époque jusqu'à la mort de la malade, les douleurs dans les membres inférieurs sont devenues plus vives, mais les ecchymoses n'ont reparu à aucune époque.

Les signes physiques du cancer rachidien sont devenues de plus en plus nets; le cancer du sein a fait des progrès incessants; la malade s'est affaiblie considérablement et est morte le 12 décembre sans qu'il se soit produit d'incident notable.

L'autopsie a fait reconnaître l'existence de lésions cancéreuses multiples dans les poumons, dans le sternum et les côtes, dans les os du crâne : les vertèbres lombaires et les sept dernières vertèbres dorsales étaient entièrement envahies par le cancer. La moelle n'a pas été examinée.

OBSERVATION XI. (Obs. CVII de Testut.)

Tuberculisation pulmonaire. — Paralysie dans l'avant-bras droit, s'étendant à tout le membre supérieur droit, et presque immédiatement à tout le membre supérieur gauche. — Purpura symétrique des deux membres inférieurs.

Homme de 43 ans, chaussonnier, entré le 13 mars 1860 à l'Hôtel-Dieu de Rouen, service de M. Leudet (salle 9, n° 2), avec des symptômes de tuberculose, localisés dans la partie supérieure des deux poumons, plus marqués à droite qu'à gauche.

Le 29 mars. *Affaiblissement très marqué dans les muscles extenseurs de la main droite,* sensation d'engourdissement dans la main droite; aucun trouble de la sensibilité.

Les mêmes accidents apparaissent à gauche.

Pendant tout le mois d'avril, l'affaiblissement reste marqué aux deux membres supérieurs. *Dans les derniers jours de mars, un peu de purpura* sous forme de taches lenticulaires bleuâtres ou noirâtres se manifeste aux membres inférieurs.

Le malade mourut le 18 mai. La moelle ne fut pas examinée.

OBSERVATION XII. (Obs. VIII du mémoire de Mollière,)

Paul Noyat, né à Pont-le-Château, exerçant la profession de maçon, âgé de 56 ans, entré le 24 mai 1870, au n° 6 de la salle Sainte-Elisabeth, service de la Clinique.

Excellente santé antérieure; rien absolument au point de vue de l'hérédité. Il y a treize ans, traumatisme grave de l'articulation radio-carpienne gauche, ayant déterminé consécutivement l'ankylose.

Il est impossible de trouver *aucun antécédent rhumatismal* chez ce malade. Autrefois maçon, depuis huit ans il vend des journaux sur la

voie publique et est par conséquent souvent exposé à prendre froid
L'hiver dernier surtout il en aurait beaucoup souffert ; cependant, même
cette année-là, il n'éprouva aucune douleur dans les articulations. La
maladie qui l'amène aujourd'hui date seulement de trois semaines
environ. Il commença à éprouver de la *gêne de la marche*, ainsi que
dans tous les mouvements des membres inférieurs, le tout accompagné
d'une *sensation de froid* très intense et très bien caractérisée. Au bout
d'une quinzaine de jours environ (il y en a huit aujourd'hui), il s'est
aperçu du développement sur les *deux jambes* de petites taches rouges
épidermiques, plus ou moins confluentes, suivant le point où on les
examine, donnant à peine une sensation légère d'élevure, quand on
passe le doigt légèrement sur elles : la très rutilantes, ailleurs passant
à une coloration très sombre. *Les deux articulations tibio-tarsiennes
sont tuméfiées*, elles ne sont douloureuses que quand le malade veut
marcher. Enfin, quand il plie brusquement les genoux, on entend un
léger bruit de craquement, qui peut faire croire à un rhumatisme
antérieur et méconnu. Le malade affirme n'avoir eu aucune hémorrhagie, ni par le rectum, ni par aucune autre voie. Ni fièvre, ni battements de cœur ; appétit conservé. Quelques jours après on trouve une
caverne énorme au sommet gauche.

Œdème progressif. Albuminurie..... Mort ; pas d'autopsie malheureusement.

OBSERVATION XIII. (Th. de André Châteaufort, 1878.)

Méningite cérébro-spinale tuberculeuse, par M. Troisier, interne des
hôpitaux, 1873.

Le nommé R..., âgé de 48 ans, ancien comptable, entra dans le service de M. Vulpian, à la Pitié, le 24 mars 1873. Cet homme présentait
un état cachectique très avancé ; il était d'une maigreur extrême ; la peau
et les muqueuses étaient décolorées. *Il existait de larges ecchymoses
spontanées* sur l'avant-bras droit et sur les cuisses.

Souffle anémique au 1er temps, à la base du cœur. Le malade ne
tousse pas ; l'examen de la poitrine est tout à fait négatif. Le ventre
n'est pas douloureux à la pression ; pas de diarrhée.

R. fait remonter sa maladie à l'époque de la guerre, mais c'est surtout depuis le mois de décembre 1872 qu'il a senti ses forces diminuer et que l'amaigrissment a fait de rapides progrès.

Au bout de trois semaines de séjour à l'hôpital il était sensiblement améliorée, et il fut envoyé à l'asile de convalescence de Vincennes.

Il rentre dans le service le 30 avril. Il se plaint d'éprouver une très grande faiblesse et accuse de la fièvre tous les soirs. Il y a rétention d'urine. L'examen de la poitrine et de l'abdomen ne révèle rien. Le malade reste dans le même état pendant quelques jours étendu sur le lit, à demi somnolent. Le 4 mai, il se plaint de douleurs dans la région dorso-lombaire; on remarque, en le faisant asseoir, de la raideur du cou et du tronc; la tête est renversée, il est difficile de la ramener en avant. Les bras et les avant-bras sont, eux aussi, légèrement contractés. La rétention d'urine persiste; incontinence des fèces T.A. 38° 4.

Le 5 mai, au soir, le malade remue difficilement ses membres inférieurs.

Le 6. Il existe une paraplée complète; les membres inférieurs sont flasques, complètement privés de mouvement; le contact n'est pas perçu; le pincement de la peau est senti à droite, et l'on peut déterminer de ce côté, par le chatouillement de la plante du pied, des mouvement réflexe peu étendus, d'extension des orteils et de flexion du pied. A gauche, on ne peut pas déterminer de mouvements réflexes, et il y a une diminution de la sensibilité à la douleur. Les mouvements des membres supérieurs sont conservés, ainsi que la sensibilité à la douleur; le contact simple, le frottement ne sont pas sentis.

Le malade n'a pas perdu connaissance, mais il a l'air hébété; il a la figure sans expression et paraît tout à fait étranger à ce qui se passe autour de lui. Pas de strabisme. Il mourut le 7 mai après midi. Au moment de la visite du matin, on avait constaté de la contracture des deux membres supérieurs, surtout du droit. L'urine ne contenait ni sucre, ni albumine.

Autopsie faite le 8 mai. — *Cavité crânienne.* — Quantité considérable de liquide céphalo-rachidien. Les méninges qui recouvrent l'encéphale sont très épaissies; celles de la base surtout. Les scissures de Sylvius, surtout celle du côté droit, la partie antérieure de la scissure interhémisphérique sont le siège d'amas de granulations grises, tuberculeuses.

On en trouve aussi sur le reste de l'étendue des méninges, particullèrement au fond des anfractuosités et même à la périphénie des circonvolutions; mais en ces points, elles sont disséminées et peu nombreuses. En étalant les méninges, on voit que ces granulations siègent au voisinage des fines ramifications artérielles, et sur les parois vasculaires elles-mêmes; on en voit également en dehors des vaisseaux.

Les méniages du cervelet sont très épaissies; mais ne contiennent pas beaucoup de tubercules. Les artères de la base de l'encéphale ne sont pas scléreuses.

Les méninges épaissies leur forment comme un manchon filamenteux. Pas de lésions de l'encéphale (circonvolutions et centres).

Cavité rachidienne.— Les méninges de la face antérieure du bulbe rachidien sont très épaissies. Il n'y a pas d'épaississement notable de la pie-mère sur la face antérieure et sur les faces latérales de la moelle épinière; mais sur la face postérieure, surtout dans la région dorsolombaire, on voit que la pie-mère et l'arachnoïde sont très épaissies, grisâtres, filamenteuses, et contiennent un assez grand nombre de granulations tuberculeuses. On voit au microscope, outre ces granulations, une infiltration d'éléments dits tuberculeux. Les vaisseaux qui rampent sur la face postérieure de la moelle sont gorgés de sang; ils ne sont oblitérés en aucun point. La moelle épinière, à l'état frais, paraît saine (pas de portion ramollie).

Il y avait en outre des granulations disséminées dans les deux poumons, sur les plèvres et sur le péritoine; quelques tubercules sur le coupes du foie.

OBSERVATION XIV. (Obs. CIV de la thèse de Testut.)

Tuberculose pulmonaire. — Purpura simple de la face dorsale des mains.

M... (Joseph), âgé de 42 ans, atteint de tuberculose pulmonaire à la troisième période : amaigrissement considérable; expectoration abondante.

Le 26 février. Je constate sur la face dorsale des deux mains de petites taches rouges ne s'effaçant pas par la pression, et séparées par des intervalles de peau saine.

Le 27. De nouvelles taches de purpura apparaissent des deux côtés sur la face dorsale du poignet et sur le bord externe de l'avant-bras dans une hauteur de quatre ou cinq centimètres.

Le malade meurt dans la soirée

III

PURPURA GÉNÉRALISÉ MYÉLOPATHIQUE

Les hémorrhagies cutanées que nous avons étudiées jusqu'ici ne sont que des épiphénomènes survenus dans le cours soit de névrites, soit de lésions communes de l'axe cérébro-spinal. Ces hémorrhagies présentent ceci de particulier qu'elles restent localisées dans la sphère du nerf malade, ou dans la partie du corps dont l'innervation est placée sous la dépendance de la portion lésée du système nerveux. Il nous reste à démontrer que, parmi les affections qui sont caractérisées, entre autres symptômes, par l'apparition sur toute la surface du corps de taches hémorrhagiques, il en est une dont le substratum anatomique est certainement une lésion diffuse du cordon médullaire.

L'idée que nous émettons n'est pas absolument nouvelle. M. le Dr Couty frappé de voir que, dans un certain nombre de cas de purpura hémorrhagique, l'éruption coïncidait toujours avec des œdèmes cutanés et des troubles gastro-intestinaux, a considéré cette triade symptomatique comme étant caractéristique d'une forme spéciale de la maladie, forme qu'il a décrite dans un important mémoire (1) sous le nom de

(1) Couty. Etude sur une espèce de purpura d'origine nerveuse. In Gaz. hebd., 1876, n°s 36, 38, 39, 40.

purpura nerveux. Après lui, MM. Mathelin (1) et Oriou (2) sont revenus sur le mêmes sujet en apportant de nouvelles observations. Ces auteurs sont d'accord pour rattacher la maladie en question à une irritation du grand sympathique. Nous discuterons plus loin les arguments sur lesquels ils s'appuient; mais nous pouvons dire, dès à présent, que leur conclusion nous paraît erronnée. Pour nous il s'agit d'une affection de la moelle, et c'est pour cela, que laissant de côté le terme de purpura nerveux qui n'est pas assez précis et dont l'application a été vicieuse jusqu'ici, nous proposons de donner à la maladie le nom de *purpura myélopathique.*

Pas plus que les auteurs que nous venons de citer, nous n'apportons de preuves matérielles à l'appui de nos conclusions, mais il nous semble que celles-ci découlent d'une façon nécessaire de l'analyse physiologique des symptômes observés.

DESCRIPTION DE LA MALADIE.

Si nous nous en rapportons aux observations réunies à la fin de ce chapitre, le purpura myélopathique est beaucoup plus commun chez l'homme que chez la femme, et frappe surtout les adolescents et les adultes, de 15 à

(1) Mathelin. Etude sur les différentes formes de la maladie de Werlhof, et particulièrement sur une forme d'origine nerveuse, th. Paris, 1877.

(2) Oriou. Des lésions des artères dans le purpura hémorrhagien rhumatismal, et dés rapports du purpura avec le rhumatisme, th. Paris, 1877.

35 ans. Il survient d'habitude chez des individus bien portants et exempts de tous antécédents pathologiques.

Une fois, sur toutes nos observations, la maladie s'est développée sous l'influence d'un refroidissement (Obs. XIX), une autre fois, à la suite d'une émotion; dans tous les autres cas la cause déterminante est passée inaperçue.

Il peut arriver que la maladie soit précédée pendant quelques jours ou quelques semaines de phénomènes prodromiques tels que douleurs articulaires vagues, lassitude, courbature générale; mais le plus souvent le début est brusque, et marqué soit par des phénomènes généraux tels que des frissons et de la fièvre, soit par des accidents locaux : dans ce dernier cas, c'est tantôt un œdème des deux membres inférieurs qui ouvre la scène, tantôt une sensation d'engourdissement, de fourmillement ou de faiblesse, tantôt enfin une ou plusieurs arthralgies, et en même temps, ou quelques heures après, apparaissent les taches pétéchiales. Quelque soit le mode de début, la maladie se présente dès le second ou le troisième jour, dans le plénitude de ses caractères.

Le phénomène constant est *l'éruption*. Celle-ci est formée de taches hémorrhagiques qui ne s'effacent pas à la pression; elles ne font aucune saillie au-dessus de la surface cutanée, si ce n'est en quelques endroits spéciaux où la peau est plus épaisse et d'un tissu plus serré, comme devant le tibia ou sur le front : là, les hémorrhagies intra-dermiques constituent quelquefois des nodosités volumineuses, dures et douloureuses, qui s'affaissent au bout de quelques heures pour faire place à des taches plus ou moins étalées. Le malade de l'obs. XV nous a offert un bel exemple de cette forme d'éruption. Quelquefois aussi, comme dans l'obs. XVII, il existe une éruption complexe, et les taches hémorrhagiques reposent su des plaques d'urticaire. Ces taches, presque toujours nettement limitées, présentent des teintes très diverses : rouge-clair, rouge-brun, bleu, bleu-noir, leurs dimensions varient depuis celles d'un grain de millet jusqu'à celles d'une lentille; dans certain cas cependant on les voit acquérir les dimensions d'une pièce de 20 centimes ou d'une pièce de 1 franc. Il est très rare que l'éruption soit générale d'emblée, ou même qu'elle soit très étendue dès le premier jour : elle commence par les membres inférieurs, puis le lendemain, deux ou trois jours après, au plus tard, elle se montre aux membres supérieurs; puis enfin au tronc, quand cette partie du corps doit être envahie; mais l'éruption reste assez souvent limitée aux quatres membres. Son extension à la face est un fait positfvement rare, bien que dans nos observations on l'ait constatée deux fois. Quand cette première poussée éruptive est achevée, les pétéchies restent pendant quelques jours stationnaires, puis s'effacent graduellement; mais bientôt survient une poussée nouvelle qui jette des taches d'un rouge foncé au milieu des taches plus pâles de la première éruption. A la seconde poussée en succède une troisième, puis une quatrième, et ainsi se produisent des éruptions successives ou subintrantes qui prolongent la maladie pendant plusieurs semaines.

Une des particularités les plus remarquables et les plus constantes de l'éruption est sa disposition symétrique, le fait est d'ailleurs conú depuis longtemps : M. Testut, dans sa thèse inaugurale (1), insiste sur la fréquence de ce caractère des éruptions purpuriques, et, avant lui, M. Rendu (2) l'avait considéré comme une des meilleures raisons qui démontrent l'influence du système nerveux sur la production des pétéchies. « Les taches purpuriques, dit ce dernier auteur, qui semblent jetées au hasard à la surface des membres, occupent une distribution mathématiquement déterminée, bien visible quand l'éruption est discrète ou qu'on assiste à son début, ou encore quand elle occupe des régions peu habituelles. Alors on peut constater avec la dernière évidence que les taches, les groupes, les plaques ecchymotiques occupent des points symétriques, soit au pourtour des jointures, soit le long de la face interne des tibias ou du bord radial de l'avant-bras; siègent-elles au tronc, elles sont exactement à égale distance de la ligne médiane, dans les régions similaires. »

Un fait beaucoup plus important encore que la disposition symétrique, mais malheureusement beaucoup plus rare, est la distribution des taches sur le trajet des nerfs sensitifs, distribution tout à fait analogue à celle des groupes herpétiques dans le Zona. Ce caractère ne se retrouve dans aucune des observations que nous

(1) Testut. De la symétrie dans les affect. cutanées. th. Paris, 1877.

(2) Rendu. Recherches sur les altérations de la sensibilité dans les affections de la peau. Ann. de dermat., 1873-74, 1874-75.

avons empruntées à divers auteurs, et nous croyons
que l'exemple que nous en donnons est unique; mais là
il apparaissait avec une telle netteté, qu'il suffirait à lui
seul pour démontrer l'origine médullaire de l'éruption
(Voy. obs. XV; 19 juin, p. 74).

L'apparition des taches hémorrhagiques est habituellement accompagnée ou précédée *d'œdèmes sous-cutanés.*
Ces œdèmes ont une physionomie tout à fait particulière
en ce que leur invasion et leur disparition sont également
ment soudaines; ils se montrent aux deux membres inférieurs, car ils sont, eux aussi, très souvent symétriques;
ils y restent quelques heures, un ou deux jours, puis,
quand l'éruption purpurique s'est faite, ils s'évanouis-
sent pour se porter aux mains, aux avant-bras ou à la
face; de là ils peuvent revenir sur les points primitivement
atteints, les quitter de nouveau, et ils procèdent ainsi par
poussées successives, comme l'éruption qu'ils précèdent
et qu'ils semblent préparer; quelquefois cependant les
œdèmes et les hémorrhagies semblent indépendants
les uns des autres, et ils peuvent se montrer isolément,
mais la chose est rare; il va sans dire que l'absence d'albuminurie, qui est la règle, empêche de les considérer
comme symptomatiques d'une affection rénale, et d'ailleurs leurs caractères physiques les différencient suffisamment des œdèmes albuminuriques; ils présentent en
effet la coloration rosée et la sensibilité à la pression
qui caractérisent les œdèmes fluxionnaires.

Un symptôme qui, sans être absolument constant, se
trouve néanmoins dans la grande majorité des cas est
l'arthralgie; ses deux principaux caractères sont la multi-

plicité et l'extrême mobilité.Toutes les articulations peuvent être atteintes tour-à-tour, mais celles du coude-pied et du genou, du poignet et du coude le sont de préférence; après elles, viennent les petites jointures des orteils et des doigts. Il existe en tout cas une relation évidente entre le siège de l'éruption et celui de l'arthralgie; dès que celle-ci s'est produite, les taches apparaissent, soit au voisinage immédiat de l'articulation douloureuse, soit à une petite distance. L'intensité de la douleur est très variable; la peau, autour de la jointure, présente habituellement une coloration rosée, et l'articulation est quelquefois le siège d'un épanchement assez abondant.

Les douleurs articulaires ne sont pas les seules sensations pénibles perçues par les malades; on peut voir dans presque toutes les observations qu'il est fait mention soit de douleurs le long des membres et de lassitude (obs. XVIII et XIX), soit de sensation d'engourdissement (obs. XVI), soit de fourmillements dans les pieds (obs. XX), soit de picotements (obs. XXI) ; assez souvent enfin, les malades accusent une sensation de froid qui se localise aux extrémités ou qui est étendue à toute la surface du corps, et qui ne correspond nullement à un abaissement de la température périphérique. Il n'est pas sans intérêt de rapprocher cette sensation de la sensation de chaleur dont se plaignent souvent les malades atteints de paralysie agitante. Nous devons ajouter à tous ces symptômes divers troubles de la sensibilité ou de la motilité qu'on a tort, suivant nous, de ne pas chercher dans tous les cas, mais qui sont mentionnés d'une façon très explicite dans quatre de nos observations. Dans les deux observations de Rendu il y avait de l'hyperesthésie et de la thermo-anesthésie relative; dans la nôtre nous avons constaté un certain degré d'analgésie sur les taches ; dans l'observation de Mollière enfin, il existait une telle faiblesse des membres inférieurs que le malade était dans l'impossibilité de les soulever. Nous ne faisons actuellement que signaler tous ces symptômes, nous réservant de les reprendre plus tard et d'insister sur leur valeur diagnostique.

Pendant que ces divers accidents évoluent à la périphérie, on peut observer un certain nombre de troubles viscéraux: dans une observation, nous trouvons un accès de dyspnée avec angoisse qui survint d'une façon brusque et qui disparut de même (obs. XXI) ; dans ce même cas on nota aussi des palpitations avec sensation de frémissement précordial, sans bruit de souffle au cœur; il n'en est plus question dans le reste de l'observation ; mais les plus fréquents de ces troubles viscéraux, et aussi les plus intéressants, sont les troubles gastro-intestinaux. Ces accidents, comme tous ceux que l'on observe dans cette forme de purpura, présentent toujours le même caractère de soudaineté dans leur apparition et dans leur disparition : ils durent un, deux ou trois jours, puis survient une rémission plus ou moins longue, après laquelle ils s'installent de nouveau pour disparaître encore, et ainsi de suite, jusqu'à la fin de la maladie.

Ils consistent surtout en douleurs qui occupent soit le creux épigastrique, soit les diverses régions de l'abdomen; dans certains cas, ce ne sont que des coliques de moyenne intensité; mais ordinairement les douleurs sont extrêmement vives; c'est pour ce motif, et aussi à cause de la mobilité de leurs allures que M. Couty, qui a étudié ces troubles gastro-intestinaux avec beaucoup de soin, les compare avec grande raison aux crises viscérales des ataxiques.

Les douleurs épigastriques s'accompagnent presque toujours de vomissements bilieux abondants; quant aux coliques elles restent assez souvent sèches; cependant M. Couty nous paraît avoir exagéré la chose, en disant que la constipation est presque constante; dans quelques-unes de nos observations les douleurs abdominales ont été suivies de flux intestinaux passagers, et dans le cas d'Orion, le malade a présenté une diarrhée persistante. Dans quelques circonstances enfin, les crises douloureuses se terminent soit par des vomissements de sang, soit par des entérorrhagies. Ces hémorrhagies sont passagères et paroxystiques, comme les phénomènes douloureux qui les précèdent, et ces caractères suffisent à les différencier des hémorrhagies viscérales continues et progressives qu'il est si commun d'observer dans d'autres formes du purpura. Il faut reconnaître qu'en dehors d'elles les hémorrhagies viscérales sont absolument rares dans la forme qui nous occupe; on peut, à la vérité, y voir quelques épistaxis; mais les épistaxis se rencontrent dans des circonstances si diverses et constituent un symptôme tellement banal, qu'elles n'ont de valeur que par leur abondance ou leur répétition; or, dans celles de nos observations où elles

ont existé, il ne s'agit que de pertes de sang insigni-
fiantes; quant aux hématuries qui sont d'habitude les
premières hémorrhagies que l'on voit dans les mala-
dier infectieuses à tendance hémorrhagique, elles ont
fait presque constamment défaut.

Enfin, les ulcérations des gencives, de la langue et
des lèvres n'ont existé que deux ou trois fois sur toutes
nos observations, mais nous les relevons notamment
dans l'observation XV que nous considérons comme la
plus démonstrative de toutes, et cette constatation nous
paraît suffire pour déclarer qu'on ne saurait baser le
diagnostic de la forme de purpura sur la présence ou
sur l'absence des accidents buccaux.

C'est peut-être à la présence de ces ulcérations et à
la propagation du processus inflammatoire à travers le
canal de Sténon qu'il faut rapporter le développement
de la parotidite qui est survenue chez notre malade
(ob. XV). Cependant nous ferons remarquer que du
jour où la glande s'est enflammée, tous les autres accidents se sont brusquement amendés, et il ne s'est plus
produit ni douleurs articulaires ni poussées éruptives.
Y a-t-il là une raison suffisante pour considérer cette
parotidite comme un phénomène critique? Nous posons
la question sans la résoudre, mais il nous semble intéressant de rapprocher de ce fait la description d'une
épidémie que nous trouvons dans l'ouvrage de Latour(1).
« Epidémie de fièvres pétéchiales observées dans le Man-

____

(1) Latour. Histoire des causes des hémorrhagies. Orléans, 1815, t. II,
p. 168.

touan par Fodéré, ancien médecin des hôpitaux mili-
taires. L'auteur annonce d'abord que la maladie dont il
va parler a été décrite par Petrus à Castro, médecin à
Vérone dans le XVIIe siècle. Partout où Fodéré a vu
cette maladie, dans son hôpital, à la ville et dans les
campagnes, il a été frappé de l'exactitude du tableau
qu'en a fait le médecin italien, et n'a pas peu profité de
ses conseils pour le traitement.

Premier temps. — Il la regarde comme endémique et
nullement contagieuse : elle se manifeste sur la fin de
l'hiver, au printemps et au commencement de l'automne.
Elle s'annonce par quelques frissons le long de l'épine
du dos, par des lassitudes et des douleurs dans tous les
membres. Le visage était rouge et boursoufflé ; les yeux
étincelants et fixes ; souvent il en coulait quelques lar-
mes, ce qui accompagnait ordinairement le délire dans
les premiers jours de la maladie. Le malade se plaignait
de la tête, de la poitrine et du dos ; la langue était sèche
et jaunâtre, quelquefois blanche ; il y avait des signes
d'embarras gastrique, soif insatiable, pouls plein et fréquent, urines rouges et chargées, constipation. Le malade ressentait une chaleur brûlante, que les boissons
acidulées et nitrées avaient peine à calmer ; elle était
réelle, puisque le médecin la ressentait à un pouce de
distance de la peau.

Second temps. — Au bout de six ou sept jours cette
chaleur diminuait ; on ne la sentait plus dans l'atmos-
phère du corps du malade ; mais on apercevait de peti-

tes taches pourprées plus ou moins foncées en couleur
sur toute la périphérie du corps, surtout au cou, à la
poitrine, aux bras et aux jambes. Le malade devenait
faible et languissant ; il désirait du vin. Les taches disparaissaient peu à peu, sans avoir signifié beaucoup ; il
survenait de la diarrhée bilieuse avec des vers.

Troisième temps. — Le douzième, le treizième et le
quatorzième jour, quelquefois même le dix-septième, il
se faisait une crise par les sueurs, par les selles, par
l'hémorrhagie du nez, par les crachats ou par les parotides. La crise par les sueurs était la plus certaine et la
plus exempte de récidives ; celle par les selles, moins
bonne que la première, dégénérait quelquefois en hémorrhagie rebelle ; celle par les crachats était singulière par les symptômes qui l'accompagnaient, et très
sûre ; celle par les parotides était ou mortelle ou désa-
gréable par les pansements longs et douloureux que la
profondeur du foyer de suppuration nécessitait. Un seul
malade sur cent eut une crise différente de celles qu'on
vient d'indiquer. Cette fièvre fut toujours suivie d'un
mouvement critique depuis le 12 jusqu'au 25.

Cette fièvre, quoiqu'accompagnée de symptômes fâ-
cheux, ne fut cependant pas funeste..... »

Il nous semble qu'il existe quelque analogie entre
notre malade et ceux d'après lesquels fut tracée la description qu'on vient de lire ; et de fait, en observant cet
homme, il nous vint un instant l'idée que nous nous
trouvions en présence d'une maladie zymotique. Des
germes infectieux répandus partout dans l'économie et

charriés par le courant circulatoire nous paraissaient
expliquer d'une façon assez séduisante la généralisation
des altérations vasculaires, en même temps que les phénomènes généraux graves que nous observions ; il est
vrai que cette hypothèse ne rendait nullement compte de la
symétrie parfaite de l'éruption, ni de sa disposition sur le
trajet des nerfs ; il fallait donc snpposer encore que les
agents infectieux, portant surtout leur action sur les
centres nerveux, comme on voit que cela se passe dans
la rage, par exemple, déterminaient à la périphérie des
troubles variés, par l'intermédiaire des nerfs ; ce n'était
là qu'une série d'hypothèses auxquelles l'apparition de
la parotidite finale, et peut-être critique, venait donner
un surcroît de vraisemblance ; mais après vérification
nous avons été obligé de les abandonner. Notre ami,
le Dʳ Talamon, auquel de longues études dans le labo-
ratoire de M. Pasteur confèrent une compétence spéciale, a bien voulu se charger d'examiner à ce point de
vue le sang de notre malade, et le résultat de ses
recherches a été purement négatif. Néanmoins nous
regrettons que l'insuffisance de nos moyens d'observation ne nous ait pas permis de soumettre à pareil examen le pus que nous avons extrait de la parotide. Cette
étude nous aurait peut-être conduit à des résultats intéressants.

La *fièvre*, qui est un des éléments les plus importants
pour la détermination des diverses formes du purpura,
puisque M. le professeur Lasègue (1) fait de son absence

(1) Lasègue. Maladie de Werlhof. Arch. de méd, mai 1877.

un des traits caractéristiques de la maladie de Werlhof,
ne peut guère servir au diagnostic de la forme que nous
étudions : elle a été nulle dans la majorité de nos observations, et en particulier dans celles de M. Rendu dont
on ne saurait nier la valeur en tant qu'exemples de purpura d'origine nerveuse, mais elle a existé à des degrés
divers dans les obs. XV, XX et XXI, qui sont tout aussi
démonstratives. En revanche, elle parait avoir une valeur pronostique considérable, car, dans ces trois cas,
l'état général des malades présenta un cachet de haute
gravité.

Tels sont les principaux symptômes qui caractérisent
la forme myélopathique du purpura, Il s'en faut de
beaucoup qu'ils soient tous réunis dans tous les cas :
l'éruption est constante, mais chacun des autres symptômes peut manquer tout à fait, ou être si peu accentué
et si fugace qu'il passe inaperçu ; à côté des cas types,
il existe donc un nombre bien plus considérable de cas
incomplets auxquels la combinaison variable des symptômes donne les physionomies les plus diverses. Tantôt,
en effet, ce sont les arthralgies qui constituent, après
l'éruption, le phénomène dominant ; tantôt au contraire
les processus hémorrhagiques viscéraux prennent une
importance prépondérante ; il en résulte que, dans le
premier cas, on croit avoir affaire à un purpura rhumatismal, dans le second, à une maladie de Werlhof. En
réalité, c'est entre ces deux entités morbides, et à leur
dépens que le purpura nerveux doit trouver sa place
dans le cadre nosologique : toute la difficulté consiste à
tracer les limites qui l'en séparent.

On peut même aller plus loin ; car, à ne considérer
que l'éruption cutanée, il existe trois types morbides
principaux qui peuvent se caractériser par l'apparition
de taches pétéchiales sur toute la surface du corps : ce
sont le purpura simplex à forme exanthématique, le purpura rhumatismal et la maladie de Werlhof. La première
de ces maladies, dans laquelle l'éruption constitue le
seul phénomène important, se distingue par sa constante bénignité : la dernière au contraire est remarquable par la généralisation des hémorrhagies dans tous
les organes et dans tous les tissus, et elle s'accompagne
rapidement d'un état général extrêmement grave dont
la conséquence fréquente est la mort. Cela posé, faut-
il considérer l'une de ces maladies comme la forme la
plus atténuée du purpura myélopathique, et l'autre
comme la forme la plus grave, ou bien devons-nous con-
server à ces trois types leur indépendance réciproque ?

Une chose est à constater d'abord ; c'est que, même
lorsque le purpura simplex est exclusivement constitué
par l'éruption pétéchiale, la pathogénie de l'hémorrhu-
gie ne laisse pas d'être obscure, et M. Laget, dans sa
thèse inaugurale, se rattache très catégoriquement à
la théorie de l'influence nerveuse : « C'est, dit-il, la seule
qui pourrait expliquer la production de certains cas de
purpura à la suite d'une émotion violente ; c'est elle aussi
qui se concilierait le mieux avec le mode de succession des
phénomènes qui se passent dans le purpura urticans (paralysie vaso-motrice d'abord, extravasation ensuite) » (1).

(1) Laget. Etude sur le purpura simplex à forme exanthématique. Thèse
Paris, 1875.

Mais quand on lit un grand nombre d'observations soit de purpura simplex, soit de purpura rhumatismal, soit de maladie de Werlhof, on en arrive à se demander s'il y a là autre chose qu'une succession de cas de plus en plus complexes, de plus en plus graves d'une seule et même maladie. En ce qui concerne les cas extrêmes, la question, à l'heure actuelle, est à peu près insoluble; en l'absence d'autopsie complète permettant d'établir si, oui ou non, il existe dans la maladie de Werlhof des altérations primitives de l'axe cérébro-spinal, en l'absence pour le purpura simplex, de recherches cliniques importantes dans l'espèce, comme celle de l'état de la sensibilité, nous n'avons aucune raison sérieuse pour rattacher ces deux types à la forme myélopathique du purpura; mais pour les cas intermédiaires qui répondent au purpura rhumatismal, la discussion tout au moins est permise.

Il est certain que l'on a singulièrement exagéré la fréquence du purpura rhumatismal en l'admettant à priori, chez des gens qui n'avaient jamais présenté la moindre manifestation de la diathèse, sur la seule constatation des arthropathies et de l'éruption purpurique. Cependant il existe un certain nombre d'observations dans lesquelles il est impossible de nier que le rhumastisme ait joué un certain rôle, sinon le rôle principal. Nous sommes donc, sur ce point, de l'avis de M. Couty (1), et nous croyons « qu'on ne peut nier complètement l'existence de cette espèce morbide »; mais il est possible de

____

(1) Loc. cit , p. 612.

tout concilier, en admettant que le rhumatisme lui-
même ne produit le purpura que par l'intermédiaire du
système nerveux : la lésion médullaire existe dans ces
cas, mais au lieu qu'elle soit primitive et purement
accidentelle, elle est secondaire et de nature rhumatis-
male.

Essai de Pathogénie.

La seule lecture du tableau clinique que nous avons
esquissé plus haut ne laisse pas de doutes sur l'origine
névropathique de cette variété de purpura. C'est d'ailleurs la conclusion de M. Rendu et de M. Testut, à propos du purpura en général ; c'est aussi celle à laquelle
se range M. Laget dans son étude sur le purpura exanthématique. Mais ces auteurs, après avoir constaté l'influence manifeste du système nerveux sur la production
des hémorrhagies cutanées, n'ont pas cherché à localiser cette influence ; c'est ce que nous allons essayer de
faire.

Il est clair que les nerfs périphériques ne sauraient
être mis en cause : la généralisation des taches hémorrhagiques et leur disposition symétrique commandent
une localisation plus élevée, et indiquent qu'il faut
remonter jusqu'aux centres. La question se circonscrit
dès lors dans ces termes : du système ganglionnaire ou
du système cérébro-spinal quel est celui qu'il faut incriminer ?

M. Couty, réunissant dans son mémoire les cas dans

lesquels il constate la coïncidence de poussées purpuriques, de troubles gastro-intestinaux et d'œdèmes sous-
cutanés, trouve la raison d'être de cette triade symptomatique dans une lésion du grand sympathique. MM. Oriou
et Mathelin se sont faits les défenseurs de cette idée. Or,
si nous nous en rapportons à nos observations, lesquelles
répondent bien évidemment au type clinique visé par
M. Conty, si nous nous en tenons surtout au cas que nous
avons observé nous-même et qui est le plus caractéristique de tous (obs. XV), il nous est impossible de sous-
crire à cette manière de voir, et la seule façon d'expliquer ces faits est, à notre sens, d'admettre une lésion
de la moëlle. C'est ainsi seulement qu'on peut se rendre
compte et de la *symétrie parfaite* de l'éruption hémorrhagique, et de sa *disposition régulière sur le trajet des
branches nerveuses*, et des *troubles de la sensibilité* qui coïncidaient avec elle. Cette dernière particularité, de même
que la présence de l'éruption à la face, sur le territoire
du trijumeau, indique que la lésion a manifesté ses effets
à la périphérie par l'intermédiaire des fibres sensitives
des nerfs ; elle montre en outre que la lésion, dans ce cas
spécial, s'est étendue de la moelle au bulbe et à la
protubérance, pour atteindre la région du trifacial.

Ainsi le principal symptôme de la maladie, le purpura
est très certainement en rapport avec une altération de
la moelle et du mésocéphale ; voyons si les autres phè-
nomènes observés sont inconciliables avec cette localisation.

A côté des hémorragies cutanées les douleurs articulaires ont tenu une place importante dans la plupart des

observations, y compris celles de M. Couty, et ce médecin
est amené, pour les rattacher à un trouble de l'innervation sympathique, à les comparer aux « accidents ar-
thralgiques que l'on observe assez souvent chez les saturnins. » Or, si les arthralgies sont fréquentes chez les
saturnins, il est rare, pour ne pas dire plus, qu'elles re-
vêtent la forme fluxionnaire ou inflammatoire de celles
qui compliquent d'ordinaire le purpura. Il s'agit ici de
phénomènes articulaires simulant complètement le
rhumatisme, et, si ces phénomènes cadrent mal avec
l'hypothèse d'une lésion du grand sympathique, ils s'ex-
pliquent admirablement au contraire avec une lésion
médullaire. Nous n'en voulons pour preuves que les
quelques faits que nous trouvons dans un mémoire très
intéressant de M. Talamon (1).

Observation traduite de J.-K. Mitchell. — On a new
practice in acute and chronic rheumatism (Amer, Journ.
méd. sc. 1831). « Dans l'automne de 1827, un malade
atteint de carie vertébrale présenta tout-à-coup les symptômes habituels d'un rhumatisme aigu des extrémités
inférieures. Le cou-de-pied et le genou du côté opposé
devinrent tuméfiés, rouges, chauds et douloureux.
Le traitement ordinaire par les purgatifs, les sangsues,
les diaphorétiques eut pour effet de transporter les symptômes au genou et au cou-de-pied sains, et finalement
à la hanche. Désappointé, je commençai à soupçonner
que la cause de ces accidents pouvait être l'épine affectée
la difficulté de la guérison, le transport de l'inflammation

(1) Des lésions osseuses et articulaires liées aux maladies du système
nerveux, par Talamon. Rev. mens. de méd. et de chir., 1879.

d'une jointure à l'autre aux membres inférieurs, sans amélioration sensible, le fait de l'existence d'une carie des vertèbres lombaires au voisinage de l'origine des nerfs des extrémités inférieures, tout rendait probable l'opinion que la cause de cette affection rebelle était bien dans la moelle épinière. Sous l'influence de cette idée, je fis poser des sangsues sur la gibbosité lombaire, puis un vésicatoire Une prompte amélioration fut l'effet de ce traitement, et la douleur disparut aux membres inférieurs pour se localiser au voisinage de la gibbosité. Quelques sangsues en firent justice, et la malade retomba dans l'état habituel de santé indifférente propre à ces affections spinales. »

Une seconde observation de Mitchell, analogue à la précédente, est encore relative à un cas de myélite par compression. En voici une troisième du même auteur qui montre qu'on peut voir se produire les mêmes accidents dans des myélites traumatiques :

« Le docteur Parquer, jeté à bas de sa voiture, tomba de façon que le choc porta sur la nuque et entre les épaules. Il fut instantanément paralysé, partiellement des mains et des bras, totalement des membres inférieurs. La nuit suivante, douleurs dans les poignets et les mains avec gonflement, rougeur et chaleur, exactement comme dans le rhumatisme aigu. Les douleurs articulaires étaient calmées par l'application de remèdes sur la partie de l'épine affectée, et aggravées par sa pression en ce point. Ces douleurs changèrent plusieurs fois de place, allant d'un bras à l'autre, mais ne se portèrent sur aucune autre partie du corps. »

Enfin l'observation suivante, publiée par M. Rendu, prouve non-seulement que des affections spontanées de la moelle peuvent donner lieu à ces arthrites, mais encore que ces dernières en sont quelquefois le symptôme unique :

« Il s'agit d'une femme de 27 ans qui, après avoir eu ses vêtements mouillés et s'être refroidie, avait vu apparaître des douleurs sourdes au niveau des articulations tibio-tarsiennes, avec gonflement douloureux. Une huitaine de jours après, les deux genoux se prenaient à leur tour ; puis quelques jours plus tard, le coude du membre supérieur droit. Jamais cette malade n'accusa de douleurs en ceinture, ni de troubles de la motricité, ni aucun symptôme d'ataxie ; elle avait eu des accès fébriles. Elle succomba, et à l'autopsie on constata l'existence d'une méningo-myélite qui occupait une certaine étendue, et sur laquelle M. Rendu donne des détails très complets » (1).

De ces exemples que nous choisissons entre plusieurs, il résulte que certaines affections médullaires peuvent se compliquer d'arthropathies aiguës, à forme inflammatoire, multiples, susceptibles de disparaître et de se déplacer, en un mot fort analogues au rhumatisme. On sait que J.-K. Mitchell s'appuyait sur les observations que nous avons reproduites pour soutenir l'origine médullaire du rhumatisme. Nous n'avons pas à apprécier ici la valeur de cette théorie ; nous tenons simplement à faire admettre comme possible et comme vraisemblable

_____

(1) Obs. résumée de Rendu. In Gaz. des hôp., 1878.

que les manifestations articulaires concomitantes du purpura reconnaissent comme origine une lésion spinale.

Passons à l'examen des troubles gastro-intestinaux. Ici nous demandons la permission de suivre encore M. Couty dans son argumentation.

Les accidents gastriques, dit cet auteur, « sont tout à ait comparables aux troubles observés chez les ataxiques, et si bien étudiés par M. Charcot sous le nom de crises gastriques. Chez nos malades comme chez les ataxiques la douleur, surtout épigastrique, survient brusquement; le pouls est tantôt ralenti, tantôt accéléré; les vomissements bilieux très pénibles laissent dans leur intervalle les fonctions stomacales intactes; enfin, dans les deux cas, si ces vomissements se répètent trop longtemps, ils peuvent amener la mort du malade par épuisement, comme l'a observé M. Vulpian. »

Nous avons dit plus haut que ce parallèle nous paraissait fort juste : mais il vient à l'appui de notre hypothèse et démontre une fois de plus qu'il s'agit, dans les cas de ce genre, d'une lésion, non pas du grand sympathique, mais de la moelle. Il faut reconnaître d'ailleurs que cette déduction n'a pas échappé à M. Couty, et voici comment il essaie de se dégager de cette impasse : « Si les crises des ataxiques, dit-il, peuvent être rapportées indirectement (?) à une lésion médullaire, il n'en est pas de même des coliques saturnines, avec lesquelles nos crises intestinales présentent une similitude complète : même début brusque, même douleurs violentes remittentes, même constipation avec absence de troubles digestifs, même rétraction du ventre..... Et, ajoute-t-il, de même que nous avons été amené à chercher dans le système sympathique la cause des accidents présentés par nos malades, c'est aussi par un trouble analogue qu'on explique les coliques saturnines; c'est probablement à l'action du plomb sur les plexus solaires et les plexus intrapariétaux, dit M. Vulpian, après avoir discuté les autres hypothèses, qu'il faut attribuer la douleur si spéciale de la colique saturnine. »

Soit. Que la colique saturnine reconnaisse pour cause l'action du plomb sur le grand sympathique, nous n'aurions garde d'y contredire devant le témoignage de M. Vulpian. Mais, ce que nous ne saurions admettre, c'est l'assimilation complète de cette affection avec les douleurs abdominales que l'on observe dans le purpura. Ceci mérite une courte discussion.

Dans la première observation de M. Couty, celle qui lui est personnelle, les coliques, qui ont été très-fréquentes, ont, à la vérité, présenté tous les caractères qu'il indique; cependant, à deux reprises, elles ont changé d'aspect : « le 17, dans la nuit, deux selles glaireuses, jaunâtres, mêlées de sang ; le 18, coliques violentes, accompagnées de vomissements ; deux selles demi-solides, très noires, mélaniques. » En revanche, dans le plus grand nombre des observations qu'il emprunte à d'autres auteurs, et qui lui servent à édifier sa théorie, on trouve des troubles gastro-intestinaux tout à fait différents de ceux de son malade, et nullement comparables à la colique saturnine. Presque toujours il s'agit de douleurs abdominales plus ou moins intenses, accom-

pagnées ou immédiatement suivies de selles glaireuses
et sanguinolentes. Aux obs. II, III, IV, V, VI, IX, X, XI,
XII de sa première série, ces accidents sont expressé-
ment notés, et dans la plupart d'entre elles il est dit que
le ventre est tendu, ballonné ; seules les obs. VII et VIII
n'en font pas mention ; mais à coup sûr ce n'est pas dans
ces observations qu'on verra quelque chose de compa-
rable à la colique de plomb ; car dans l'obs. VII il n'y a
eu qu'un seul jour des vomissements, sans douleurs ; et
dans l'obs. VIII, où il y a eu à deux reprises des vomissements, il n'est pas non plus parlé de coliques, et il est
dit que l'abdomen est normal.

Donc les troubles gastro-intestinaux qui peuvent ac-
compagner le purpura consistent essentiellement en
douleurs abdominales d'intensité variable, avec évacua-
tion de matières glaireuses et de sang. C'est aussi ce que
nous avons constaté chez le malade de notre observation XV, et là nous avons pu nous rendre compte que
les douleurs étaient intimement liées à la lésion intestinale qui produisait l'hémorrhagie. Il est probable que
dans ce cas, et l'explication peut s'étendre aux cas analogues, la muqueuse du gros intestin était le siège d'altérations semblables à celles qui, à un moment donné,
se sont développées dans la bouche, et que ces altérations ont causé à la fois l'hémorrhagie intestinale et les
coliques.

Ces accidents peuvent-ils relever d'une lésion de l'axe
cérébro-spinal ? Qu'il nous soit permis, à notre tour, à
défaut de preuves cliniques convaincantes, de recourir
à la pathologie expérimentale et d'invoquer l'autorité de

M. Vulpian : « J'ai souvent pratiqué, dit cet auteur, des sections des parties supérieures de l'isthme encéphalique, très haut, au niveau de l'aqueduc de Sylvius et des tubercules quadrijumeaux ; j'ai fréquemment observé dans ces circonstances une dilatation plus ou moins marquée des vaisseaux abdominaux. Dans la plupart des cas, la muqueuse de l'intestin était rouge, violacée, couverte de mucus sanguinolent ; les chiens sur lesquels j'opérais avaient quelquefois des selles sanglantes. »

Ainsi une lésion des parties supérieures de la protubérance peut donner lieu à des hémorrhagies intestinales. Nous ferons remarquer que, chez notre malade, les premières coliques accompagnées de selles sanglantes se sont manifestées précisément le lendemain du jour où les pétéchies ont apparu à la face, c'est-à-dire le lendemain du jour où la lésion supposée avait envahi le bulbe et la partie inférieure de la protubérance. Cette lésion continuant sa marche ascendante a dû gagner la partie supérieure de la protubérance et la région des tubercules quadrijumeaux, et il en est résulté les troubles intestinaux que l'on sait.

Reste la question des œdèmes sous-cutanés. Si ce symptôme est explicable par un trouble de l'innervation ganglionnaire, il ne l'est guère moins par une lésion de l'axe cérébro-spinal. Les infiltrations du tissu cellulaire sont chose commune chez les malades atteints d'hémiplégie ou de paraplégie. Que le grand sympathique intervienne secondairement dans la production de ces œdèmes, la chose est possible et même probable ; mais il n'en est pas moins vrai que la lésion primitive a son

ège dans les centres, et c'est ce qu'il nous importait
de constater.

Une lésion de la moelle étant admise comme substratum anatomique de la forme de purpura que nous avons
étudiée, deux nouvelles questions se posent à l'esprit :
la question de *siège*, et la question de *nature*. Mais toutes
deux auraient besoin, pour être résolues, d'un certain
nombre d'autopsies complètes, et c'est une chose remarquable que, parmi toutes les observations suivies d'exa-
mens nécroscopiques que nous avons lues, nous n'en
ayons pas trouvé une seule dans laquelle on ait noté
l'état de la moelle.

Cependant, en ce qui concerne la question de siège,
il est permis de supposer que la lésion occupe le système
postérieur de la moelle. Les troubles de la sensibilité
qui ont été constatés dans un certain nombre de nos
observations, les arthralgies, les accès gastro-intestinaux, semblent conduire à cette localisation, et on peut
remarquer que tous ces phénomènes font partie, avec de
notables différences dans leur évolution, du cortège
symptomatique de l'ataxie locomotrice. Il n'est pas jusqu'aux hémorrhagies cutanées qui ne puissent s'observer dans cette dernière maladie, témoin les ecchymoses
tabétiques décrites par M. Straus. Mais il est un autre
rapprochement qui nous confirme dans cette manière de
voir. Quand on lit dans les auteurs classiques la description du typhus cérébro-spinal, on est frappé de ce fait
qu'on y retrouve presque tous les symptômes que nous
avons décrits dans notre forme de purpura. L'éruption
pétéchiale débutant par les membres inférieurs et se

généralisant ensuite, « limitée à 40 ou 50 taches, et quelquefois étendue à toute la surface tégumentaire (1) », les
arthralgies qui ont été dans certaines épidémies parmi
les phénomènes prédominants, les troubles gastro-intestinaux consistant en vomissements bilieux, et plus tard
en diarrhée, tous ces phénomènes se trouvent en commun dans les deux maladies. Ils y présentent, à la vérité, des différences assez considérables, relatives à leur
degré d'intensité et à leur marche; mais ces modalités
symptomatiques paraissent dépendre surtout de la nature variable des processus pathologiques, et n'impli-
quent point de différence dans le siège des lésions; or,
dans le typhus cérébro-spinal, les altérations portent
presque uniquement sur le système postérieur de la
moelle.

Une réserve encore plus grande nous est imposée sur
la question de nature. Peut-être, à cause de la mobilité
et de la variabilité extrêmes des accidents périphériques,
aurait-on le droit de penser à une *altération de nature
congestive*, envahissant successivement de bas en haut
l'axe médullaire, disparaissant sur un point à mesure
qu'elle en occupe un autre plus élevé, susceptible d'ailleurs de reparaître sur une région qu'elle a déjà aban-
donnée. On s'expliquerait ainsi la marche assez régulièrement ascendante de l'éruption, en même temps que sa
production par poussées successives. Mais ce n'est là,
encore une fois, qu'une hypothèse, et nous n'osons pas
insister davantage sur un sujet aussi discutable.

(1) Jaccoud. Typhus cérébro-spinal. Traité de pathologie interne.

CONCLUSIONS

Sousle bénéfice des réserves dont nous avons entouré chacune des propositions émises dans le cours de ce travail, nous croyons pouvoir formuler les conclusions suivantes :

1° Il existe une forme de purpura, caractérisée par une éruption généralisée, assez exactement symétrique, et quelquefois disposée sur le trajet des nerfs ; cette éruption est accompagnée, dans les cas types, de troubles de la sensibilité, d'œdèmes sous-cutanés, d'arthralgies et d'accidents gastro-intestinaux.

2° Cette forme de purpura, qu'il est difficile à l'heure actuelle de séparer, d'une part du purpura simplex à forme exanthématique, et d'autre part de la maladie de Werlhof, englobe la plus grande partie, sinon la totalité des cas de purpura rhumatismal.

3° Elle a probablement pour substratum anatomique une altération diffuse et de nature congestive du système postérieur de la moelle.

OBSERVATION XV. (Inédite.)

Del... (René), 36 ans, journalier, entré le 15 juin 1880 à l'hôpital Necker, salle Saint-Louis, lit n° 27 (service de M. Grancher).

Vigoureux et assez bien constitué, cet homme n'a jamais eu de maladie importante et, en particulier, n'a jamais souffert des articulations. Il exerce la profession de « liseur de dessins, » qui l'oblige à se tenir debout presque toute la journée, mais qui ne le fatigue pas outre mesure.

Son logement est convenable, très sain, très bien aéré. Il se nourrit bien et n'a pas d'habitudes alcooliques.

Les antécédents héréditaires n'offrent non plus rien d'intéressant à noter ; son père est mort des suites d'un accident; sa mère est très bien portante. Il a plusieurs frères et sœurs qui sont d'une santé robuste; l'un d'eux cependant est sujet de temps à autre à des douleurs rhumatismales.

La maladie a débuté le 2 juin. Ce jour-là, sans cause appréciable, le malade éprouva des douleurs assez vives dans le genou droit; le lendemain, le genou gauche était atteint à son tour et enfin, le troisième jour, les articulations tibio-tarsiennes devenaient douloureuses. Le malade remarqua à ce moment que les articulations dont il souffrait étaient rouges, gonflées et chaudes; il s'aperçut aussi dès le premier jour que ses deux jambes étaient couvertes au niveau des mollets de petites taches de couleur lie-de-vin. Ces taches durèrent quelques jours, puis disparurent peu à peu ; mais, au bout d'une semaine, il en survint de nouvelles, qui, cette fois, occupèrent les fesses, les cuisses et les jambes. C'est à ce moment que le malade entra à l'hôpital.

Etat actuel, 16 juin. Le malade se plaint surtout de ses douleurs articulaires qui, depuis hier, jour de l'admission à l'hôpital, ont gagné successivement les deux coudes et les deux poignets. Les articulations des membres inférieurs sont encore douloureuses et tuméfiées; le genou gauche surtout contient un épanchement assez considérable; à la partie inférieure des jambes et aux pieds, œdème blanc et mou sur lequel le doigt laisse une empreinte peu profonde.

La moitié inférieure du corps est le siège d'une abondante éruption de petites taches purpuriques, arrondies, légèrement saillantes, ne s'effaçant pas par la pression. Leurs dimensions varient depuis celle d'une tête d'épingle jusqu'à celles d'une pièce de 50 centimes. Peu nombreuses sur l'abdomen, elles le deviennent beaucoup plus sur certaines parties des membres inférieurs. En y regardant de plus près on voit que ces taches ne sont pas disséminées au hasard, mais qu'elles sont en rapport avec la distribution des nerfs.

C'est ainsi que, relativement rares à la partie antérieure, elles sont presque confluentes dans toute la région qui correspond au nerf sciatique et à ses branches.

En faisant coucher le malade sur le ventre, on en voit quatre groupes principaux occupant la fesse, la région postéro-externe de la cuisse, la région postéro-externe du mollet, la région malléolaire externe. De ce dernier groupe et d'un groupe moins important, qui occupe la région malléolaire interne, on voit se détacher une petite traînée de pétéchies qui se prolonge de chaque côté du pied en suivant ses bords externe et interne.

Mais ce qu'il y a de plus frappant, c'est la symétrie parfaite avec laquelle ces taches sont disposées sur les deux membres inférieurs : les moindres détails de l'éruption sont fidèlement reproduits à droite et à gauche, sous le rapport du siège, du nombre et de l'étendue des pétéchies. Ces mêmes caractères se retrouvent à la partie antérieure.

En avant, on voit quelques taches disséminées à la partie antéro-interne des deux cuisses et des jambes. A la base de chaque rotule et un peu en dedans un groupe de trente ou quarante taches agglomérées ; sur le dos du pied un groupe de taches très petites et très nombreuses formant une espèce de piqueté.

Sur le tronc, l'éruption est beaucoup moins abondante ; cependant, dans les régions lombaire et dorsale, on voit symétriquement disposées de chaque côté de la colonne vertébrale un nombre assez considérable de pétéchies. Sur le ventre, on en voit à peine huit ou dix de chaque côté. Il s'en trouve aussi quelques-unes sur le pénis. Sur le scrotum, elles sont plus nombreuses et plus grandes. Au niveau de quelques-unes d'entre elles l'épiderme est tombé, laissant à nu le derme rouge, saignant et douloureux.

Aux membres supérieurs, on ne remarque que deux groupes de pétéchies situées en dedans de l'articulation du coude ; cependant quelques taches sont disséminées au-dessus des articulations métacarpo-phalangiennes. Toutes ces taches présentent une disposition symétrique.

Pas d'éruption sur le thorax ni sur la face. État général du malade assez satisfaisant. Fièvre modérée ; température, 38° ; langue couverte d'un épais enduit blanchâtre ; soif vive ; appétit presque nul ; selles normales ; ventre souple, point douloureux ; le foie et la rate ont leurs dimensions normales ; rien aux poumons ni au cœur. Pas de souffles vasculaires.

L'urine a une couleur normale ; elle ne contient ni albumine ni sucre.

Le sang examiné à deux ou trois reprises différentes pendant le cours de la maladie n'a jamais contenu de leucocytes en excès ; cependant la numération des globules n'a jamais été faite.

Traitement. Régime lacté ; perchlorure de fer, 20 gouttes.

17 juin. Les douleurs sont devenues plus vives aux coudes et ont gagné les deux épaules ; à ce niveau ont apparu quelques taches de purpura, toujours disposées d'une façon symétrique ; épistaxis peu abondante ; température, 38° ; à cause de la persistance et de l'extension des douleurs on donne 6 grammes de salicylate de soude.

Le 18. Les douleurs n'ont pas diminué. On voit aujourd'hui quelques taches sur la face ; les taches sont disposées exactement de la même façon sur les deux moitiés du visage et forment deux groupes : l'un situé au-dessus de l'orbite correspond au point d'émergence du nerf sus-orbitaire ; l'autre est placé sur le point d'émergence de la branche sous-orbitaire du maxillaire supérieur.

Le 19. Les taches commencent à pâlir sur les jambes, les cuisses et les bras. A la face, au contraire, elles sont devenues plus foncées. Il s'en est produit un troisième groupe de chaque côté de la lèvre inférieure au-dessus du trou mentonnier. Chacun des groupes de taches que l'on voit sur la face est formé par un placard central de couleur très foncée, de la largeur d'une pièce de 50 centimes, autour duquel rayonnent de petites pétéchies. Au niveau du groupe sus-orbitaire les taches secondaires qui s'en détachent forment sur le front deux ou trois lignes courbes à concavité externe dessinant les rameaux de la branche sus-orbitaire.

La nuit dernière, le malade a été pris tout d'un coup de douleurs abdominales assez intenses et a eu plusieurs garde-robes composées de matières glaireuses mélangées de sang. Ce sang, dont la quantité est d'un verre environ, est rouge et provient certainement des dernières portions de l'intestin. Ce matin, le ventre est douloureux à la pression, principalement au niveau de l'S iliaque.

L'état général est devenu grave; température, 38,2. Le facies est pâle, la langue épaisse, fuligineuse; les gencives sont tuméfiées, violacées et saignent légèrement au niveau de leur bord libre. Nouvelles épistaxis.

Traitement. On supprime le salicylate de soude et on donne concuremment avec le perchlorure de fer une potion de Tood contenant 60 grammes de sirop de limon et un lavement laudanisé.

Le 20. Les coliques ont diminué; les selles ont le même aspect. Ce matin, vomissements glaireux et bilieux accompagnés de vives douleurs épigastriques. Le malade est affaissé. Température, 37° 2 le matin; 38° le soir; sur les fesses et au niveau des grands trochanters trois ou quatre petites eschares peu profondes paraissant siéger sur des pétéchies.

Le 21. Les coliques ont encore diminué; les garde-robes ont été moins fréquentes; mais elles contiennent encore un peu de sang mélangé à des matières glaireuses. Le ventre est peu sensible à la pression. L'éruption des membres continue à pâlir. Sur le front, au milieu des anciennes taches et présentant la même disposition linéaire, on voit six ou huit nodosités grosses comme des lentilles, arrondies, dures, sans changement de couleur à la peau. Ces nodosités sont des hémorrhagies intra-dermiques qui n'ont pas encore apparu sous l'épiderme.

22 juin. Les saillies que l'on remarquait hier sur le front sont remplacées aujourd'hui par des taches d'un rouge vif, encore un peu saillantes. Au niveau de ces taches, la sensibilité à la douleur est manifestement émoussée. De nouvelles taches ont apparu autour des articulations scapulo-humérales qui sont redevenues douloureuses. Ces taches occupent la partie antérieure du moignon de l'épaule, se prolongeant, d'une part, le long de la face antéro-interne jusqu'à la moitié du bras; d'autre part, sur le thorax au-devant des troisième et quatrième espaces intercostaux. Toujours même symétrie et diminution de sensibilité de la peau au niveau des taches.

Le 23. Le malade se sent beaucoup mieux. Les douleurs articulaires ont presque entièrement disparu, sauf celles des épaules.

Le 24. Nouvelle poussée de taches à la partie antéro-externe et supérieure des deux cuisses sans nouvelles douleurs. Le malade continue à se bien trouver; cependant son état général est loin d'être satisfaisant ; la langue est sèche et couverte de fuliginosités; les gencives sont boursouflées et ulcérées ; sur la langue et la face interne des lèvres on voit des ulcérations assez grandes, opalines, ressemblant à des plaques muqueuses.

Le 25. Les taches anciennes ont presque complètement disparu en passant par des teintes de moins en moins foncées. Cependant elles ont laissé des traces sous forme de petites saillies dures et pigmentées. La partie supéro-externe de l'œil droit est le siège d'une ecchymose sous-conjonctivale assez étendue, d'un rouge vif. Rien de semblable à l'œil gauche. Même état de la bouche. Les selles sont encore un peu sanguinolentes:

Le 26. Selles normales. Depuis deux ou trois jours la température oscille entre 37,4 et 37,8.

Le 28. Ce matin à deux reprises le malade a vomi une quantité assez considérable de matières glaireuses sans douleurs épigastriques. Cependant son état général semble meilleur que les jours précédents.

Le 29. Nouvelle poussée de taches sur la face postérieure des avant-bras et sur la face antérieure, mais en moins grand nombre.

1er juillet. L'état général du malade s'améliore d'une façon sensible; il reprend ses forces. Cependant il se plaint d'une douleur localisée à l'angle gauche de la mâchoire inférieure, et d'une certaine difficulté à ouvrir la bouche. La région parotidienne du côté douloureux est tuméfiée, rouge, dure, douloureuse au toucher.

Le 3. La tuméfaction de la région parotidienne a augmenté. Un peu d'empâtement à ce niveau. Les mouvements de la mâchoire sont impossibles.

Le 6. Même état. A droite, gonflement douloureux de la région sushyoïdienne au niveau de la glande sous-maxillaire.

Le 10. L'inflammation de la parotide gauche a fait de nouveaux progrès. M. le Dr Campenon, chef de clinique de M. Trélat, fait une incision de 2 centimètres au-dessous du lobule de l'oreille, en arrière du bord postérieur de la mâchoire. Il en sort une très petite quantité de pus grisâtre, granuleux.

Les jours suivants, le malade accuse une amélioration notable : cependant les phénomènes inflammatoires ne cèdent pas.

Le 16. Depuis hier la région parotidienne, la joue gauche et les paupières sont le siège d'un œdème mou. On sent en un point contre la branche montante du maxillaire une fluctuation assez superficielle. M. Campenon, appelé de nouveau, fait une seconde incision parallèle à la première à 3 ou 4 centimètres en avant d'elle et réunit les deux ouvertures par un drain.

Le 20. Le gonflement de la parotide persiste très dur et très douloureux.

Le 25. Même état. A la partie inférieure de la région parotidienne il existe un point plus douloureux qui est le siège d'une fluctuation profonde et réclame une nouvelle incision.

Malgré la parotidite, l'état général reste très bon. Le malade a retrouvé son appétit. Ses forces reviennent rapidement. Il n'a plus de douleurs articulaires ni de poussées éruptives.

Actuellement, en découvrant le malade on voit encore la trace de toutes les pétéchies qui se sont développées dans le cours de la maladie. Partout où il a existé une tache on trouve une élevure papuleuse de consistance dure et presque cornée, de coloration cuivrée, ou brune. Au niveau de ces élevures les piqûres d'épingle sont un peu moins bien senties que celles que l'on fait sur la peau saine qui les entoure. Cependant cette légère analgésie diminue chaque jour.

OBSERVATION XVI. — (Mémoire de Rendu, Annales de dermatologie, 1874-75, obs. XXXI.)

Rhumatisme articulaire aigu. — Double poussée de purpura, symétriquement distribuée aux jambes et à la poitrine. — Hyperesthésie ou hyperalgésie autour des points affectés.

Pierre C.., âgé de 30 ans, a eu une première atteinte de rhumatisme il y a six ans, avec complications cardiaques. Depuis deux mois et demi il est repris de douleurs et a dû cesser son ouvrage; il avait cependant recommencé à travailler de nouveau lorsqu'il y a cinq jours, il fut pris brusquement d'une douleur très intense dans les jambes avec sensation d'engourdissement. Transporté à son domicile, on constata que ses membres inférieurs étaient uniformément gonflés. Une heure plus tard, la face interne des jambes était couverte de taches purpuriques.

Trois jours plus tard, cette fois en plein repos, un phénomène analogue se reproduisit. Une poussée fluxionnaire aiguë se fit au niveau du bord antérieur de l'aisselle, de chaque côté, en un point exactement symétrique, et deux heures plus tard fut suivie de l'éruption caractéristique. C'est alors qu'il se fit amener à l'hôpital.

A son entrée, le 26 mai, ou constate les symptômes d'un rhumatisme articulaire de moyenne intensité, intéressant surtout les grandes jointures du membre inférieur. Fièvre presque nulle.

Les jambes sont de plus le siège d'une éruption purpurique discrète qui occupe, sous forme de quatre ou cinq groupes distincts, la face interne du membre.

On sent parfaitement tout le long du tibia et sur une zone assez étendue, une tuméfaction diffuse, au niveau de laquelle la peau est très hyperesthésiée et fort douloureuse; pareille lésion s'observe au-devant des pectoraux. A première vue, on remarque un œdème local très apparent. Du milieu de cet œdème se détache un petit groupe de taches ecchymotiques de couleur foncée. En ces points la peau offre une sensibilité exquise. Le frôlement d'une pointe d'épingle, le contact d'un objet froid lui est très pénible. La zone hyperesthésique s'étend à 5 ou 6 centimètres autour de la plaque du purpura et se propage un peu le long de la face interne du bras, qui est le siège des élancements douloureux.

28 mai. Les taches purpuriques ont pâli et pris une teinte jaunâtre. La sensibilité est encore exagérée, mais l'hyperesthésie occupe une zone bien moins étendue. Le lendemain, elle a disparu, et les jours suivants le purpura s'efface à son tour.

OBSERVATION XVII. — (Mémoire Rendu, obs. XXXII, Ann. de dermat., 1874-75, p. 138.)

Purpura survenant par poussées successives, coïncidant et alternant avec des accès de viscéralgie. — Troubles de la sensibilité à chaque éruption nouvelle.

Agathe S..., âgée de 24 ans, entre le 5 mai 1873 à la salle Saint-Thomas. C'est une femme d'une belle santé, mais d'un tempérament nerveux prononcé. Elle n'a jamais eu d'attaques d'hystérie proprement dites, mais depuis l'âge de dix-huit ans elle est très sujette aux dou-

leurs de névralgies, aux tiraillements d'estomac ; elle a eu une légère
atteinte de rhumatisme articulaire.

Depuis deux semaines environ, elle éprouvait du malaise, de la fatigue, de l'inappétence, sans pourtant se sentir sérieusement malade.
Trois jours avant son entrée à l'hôpital, elle assista à l'accouchement
fort laborieux d'une de ses parentes, ce qui l'impressionna vivement.
Le lendemain parurent ses règles, plus tôt que de coutume, et en
même temps survint une éruption de plaques semblables à de l'urti-
aire, au niveau des cuisses, avec sensation de chaleur et prurit intense.
Le jour suivant, elle essaya de se lever, mais les deux jambes enflè-
rent simultanément, en même temps que sur leur face externe appa-
raissaient symétriquement des saillies papuleuses et des taches purpuriques. L'éruption ne se borna point aux membres inférieurs : le soir
même, elle s'était généralisée aux bras et à la partie supérieure de la
poitrine, en respectant le dos, la face, le cou et l'abdomen.

Lors de son arrivée, les taches purpuriques étaient moyennement
confluentes, elles formaient des groupes dont on pouvait parfaitement
apprécier la disposition symétrique aux jambes, aux cuisses et aux
bras ; les genoux et les pieds étaient indemnes. Chaque tache se mon-
trait au centre d'une élevure papuleuse à large base, assez semblable
aux éléments de l'urticaire.

Il existait de plus une tension et un œdème diffus du tissu cellulaire, assez considérable pour empêcher complètement les mouvements de flexion de la jambe. Sur d'autres points, cet empâtemen
était circonscrit et formait de grandes plaques fort douloureuses, qui se
développaient en quelques instants avec tous leurs caractères. C'est
ainsi que sous mes yeux, et pendant que j'examinais la malade, une
fluxion de ce genre se produisit au niveau de l'articulation du pouce
sur les deux mains.

Sur ces plaques d'œdème, la sensibilité est très nettement modifiée :
il existe une hyperesthésie et une hyperalgésie non douteuse ; l'impression de la température au contraire est moins bien ressentie que sur
les parties de peau saines.

A part quelques tiraillements d'estomac, la santé générale est d'ailleurs bonne, et il n'y a pas trace de chloro-anémie.

6 mai. L'œdème a disparu, et il ne reste plus que les taches de purpura, qui ont déjà une teinte moins animée que la veille. Mais le soir,
il se fait une poussée d'œdème, limitée au côté droit du corps : la main

droite est très gonflée, la jambe est normale; de même le mollet droit mesure 37 centimètres de tour, le gauche 35 seulement. Il y a toujours de l'hyperesthésie, et de plus, une sensation de froid continuelle.

Le 7. Pendant la nuit, la malade a été prise de vomissements bilieux, avec douleurs épigastriques violentes, irradiations abdominale:, état nerveux prononcé.

Quant au purpura, loin de s'accentuer davantage, il pâlit, et l'œdème des membres a disparu.

Ces troubles viscéraux durent pendant deux jours : la douleur reste localisée à l'épigastre et à l'hypochondre avec irradiations ombilicales et scapulaires qui font un instant penser à des coliques hépatiques; mais les urines ne renferment pas trace de pigment biliaire, les conjonctives et la peau n'ont pas la moindre coloration ictérique (injections hypodermiques de morphine; purgatif; eau de Vichy).

Le 11. Les douleurs ont disparu; il ne reste qu'un peu d'endolorissement; les vomissements ont également cessé, le purpura est réduit à l'état de macules d'un jaune verdâtre.

Mais le lendemain, sans cause connue, de nouvelles coliques surviennent, s'accompagnant encore de vomissements bilieux; et simultanément, une poussée de taches purpuriques se montre aux membres inférieurs et sur l'abdomen.

Le 14. Cessation des troubles viscéraux. Quelques taches nouvelles apparaissent sur le bord interne des deux pieds.

Le 15. L'éruption continue et occupe les jambes, les cuisses, les deux seins et les deux bras. La poitrine et le dos restent intacts. Les ecchymoses s'accompagnent, comme les fois précédentes, d'une sensation de picotement et de chaleur, avec œdème passager du tissu cellulaire. La peau est hyperesthésiée au niveau de l'œdème.

Le 17, reparaissent, avec de l'érythème papuleux, au niveau des coudes, les symptômes viscéraux : coliques, jactitations, vomissements, sans ictère. Ils persistent pendant cinq jours, et ne sont nullement amendés par l'application d'un vésicatoire morphiné sur l'épigastre. Pendant toute cette période, il ne se fait pas une seule tache de purpura, et les anciennes pâlissent.

Le 23. Il ne reste plus, en fait de symptômes viscéraux, que des éructations assez fréquentes, mais peu douloureuses. A cette date, sans cause connue, sans qne la malade ait marché, il survient une petite poussée de purpura assez confluente le long du bord interne du pied et sur le dos des phalanges des orteils, de chaque côté. La région externe du pied, au contraire, ne présente pour ainsi dire aucune tache hémorrhagique. Simultanément, léger œdème, mais sans fourmillements ni picotements.

Le 27. On voit apparaître encore une fois des ecchymoses sur les seins et à la face interne des cuisses. Cette poussée est la dernière. A partir de ce moment il ne s'en reproduit plus d'autres jusqu'au 6 juin, où la malade demande sa sortie de l'hôpital. Elle paraît alors complètement guérie.

OBSERVATION XXVIII (empruntée à la thèse de Bucquoy)..

Purpupa symétrique des membres inférieurs et de la face postérieure des bras. — Forme exanthématique de l'éruption.

P... (Joseph), âgé de 25 ans, carrossier, s'est toujours bien porté et vit habituellement dans de bonnes conditions hygiéniques. Il était enrhumé depuis quelque temps et sa voix s'était légèrement altérée, lorsque le 2 mai, il fut pris, le matin en se levant, de frissons et de lassitude dans les membres; il éprouvait aussi des douleurs dans quelques jointures. Le soir, ses jambes se couvrirent de petites tâches d'un rouge vineux; en même temps, il eut de la fièvre.

Le lendemain de nouvelles taches apparurent sur les cuisses; quand il rentra à l'hôpital, le 6, on ne voyait plus que la trace de ces taches. Elles variaient de dimension, depuis un grain de millet jusqu'à une pièce de 20 centimes; peu foncées en couleur, elles étaient d'un rouge jaunâtre et ne disparaissaient point par la pression. Sur le dos et à la partie postérieure des bras, on en trouvait un certain nombre qui étaient moins larges, plus saillantes et surmontées à leur centre d'une petite vésicule, ressemblant assez à de l'acné. Pas de fièvre, pas de chaleur à la peau, pas d'hémorrhagies.

Le 7. Le malade a les deux mains gonflées.

Le 8. La main droite est fortement tuméfiée; la gauche l'est moins. Pas de chaleur à la peau; elle est seulement tendue et conserve à peine l'impression du doigt; une rougeur assez vive se voit au niveau de l'extrémité digitale des métacarpiens et de l'apophyse styloïde du cubitus.

Le 9. Main droite beaucoup moins gonflée, mais tuméfaction considérable de la gauche. Apparition de quelques nouvelles taches d'un rouge vif, de la largeur d'une lentille.

Le 10. Apparition de quelques nouvelles taches sur les cuisses.

Le 14. Apparition d'une cinquantaine de nouvelles taches sur les bras et les cuisses ; elles sont légèrement saillantes, assez régulièrement arrondies, d'une couleur rouge obscur, à bords peu nettement limités ; quelques-unes ont la dimension d'une pièce d'un franc, les autres, celle d'une lentille. Un certain nombre de taches présentent un aspect remarquable ; à leur centre seulement on voit une coloration jaunâtre, plus ou moins étendue qui disparaît complètement par la pression. De là un anneau plus ou moins large et régulier, dont la couleur et les caractères sont les mêmes que ceux des autres taches.

Le 16. La main se gonfle de nouveau. A la partie supérieure du dos et postérieure des deux bras on voit des saillies papuleuses coniques surmontées d'un petit point rouge.

Le 18. La main gauche est remise à son état normal, la droite se gonfle.

Les 20 et 21. De nouvelles taches semblables à celles déjà décrites, paraissent sur le haut des cuisses et sur les jambes.

Le 23. Gonflement du nez et de la lèvre supérieure.

Le 24. Disparition du gonflement, remplacé par des taches nombreuses. Mains de nouveau tuméfiées. Les jours suivants la tuméfaction augmente et gagne le tiers supérieur de l'avant-bras.

Tout avait cessé quand le 27 survint un gonflement des deux jambes et en même temps l'éruption d'une grande quantité de taches nouvelles ; les unes d'un rouge vif, les autres commençant seulement et se montrant sous la forme d'un gros tubercule saillant, à base dure, à peine coloré à son centre. Le lendemain, les tubercules sont remplacés par des taches bien colorées et le noyau dur a presque complètement disparu. Douleurs dans tous les membres.

Pendant tout son cours, la maladie a suivi à peu près la même marche sans se modifier. Tous les deux ou trois jours, nouvelles taches qui bientôt devenaient jaunâtres. Elles étaient quelquefois précédées de petites plaques, irrégulièrement arrondies, semblables à des plaques d'urticaire, mais ne causant pas de démangeaisons.

Pendant ce temps les mains et les pieds se tuméfiaient tour à tour. Le gonflement durait peu.

Faisans.   6

Vers le commencement de juillet, les éruptions devinrent plus rares; les pieds et les mains se gonflèrent mais moins souvent. Le malade quitte l'hôpital.

OBSERVATION XIX. — (Obs. VII du Mémoire de Mollière.)

Purpura hæmorrhagica se rapprochant de la forme classique de la maladie de Werlhof. — Guérison.

Le nommé Jacques Chanal, célibataire, âgé de 17 ans, exerçant la profession de cultivateur, entre le 18 avril 1870, dans la salle Saint-Bruno, n° 18, service de Joseph Faivre.

Ce jeune homme nous apprend qu'il y a quelques jours, étant en état d'ivresse, il passa la nuit à la belle étoile, coucha sur la terre nue, et presque immédiatement après, 10 avril, éprouva des douleurs vagues dans les membres inférieurs, accompagnées de sensations de faiblesse. Il vit alors sur ses jambes une multitude de petites taches rouges, qui étaient survenues depuis le début de ces accidents.

Le lendemain, les jambes s'œdématièrent, mais cet œdème a disparu, par suite du séjour au lit. Actuellement le malade est abattu; la peau moite, chaude; le pouls bat à 56.

Si on examine la surface de son corps, on voit une éruption confluente formée de taches pourprées, sans élevure de la peau. Souffle au niveau des crurales.

Le 23. Le malade, étant descendu se promener à la cour, y a probablement pris un coup de soleil, des accidents très graves sont survenus.

Prostration, température très élevée. Pouls à 136. Mais le lendemain tous ces accidents avaient disparu. Le pouls avait repris sa lenteur normale, quoique la peau fut toujours un peu chaude.

Le 24. De nouvelles taches ont apparu à la partie postérieure des avant-bras, au dos, au niveau des angles de l'omoplate, sur les fesses et en général dans tous les points du corps un peu saillants et qui appuient sur le lit. Le premier bruit du cœur est sourd et un peu soufflant. Le pouls est à 60. La température axillaire est à 37 2/5.

Des taches se voient également à la partie postérieure des bras.

Le 25, soir. Il se plaint de douleurs vives dans les deux genoux, douleurs qu'il affirme avoir éprouvées depuis le début de sa maladie.

On constate en outre l'apparition de taches ecchymotiques non confluentes, d'une coloration rouge vif avec élevures (certaines surtout aux jambes).

Lorsqu'on passe le doigt, on sent quelques nodosités rappelant les très petites plaques de l'érythème noueux. La confluence des taches de la jambe donne l'aspect d'un marbre granité. Aucune congestion du côté de la bouche, gencives plutôt pâles. Rien du côté des conjonctives.

Mais avant son entrée à l'hôpital, il a eu des épistaxis très abondantes. Gonflement douloureux de la gaîne des fléchisseurs à droite. Rien à gauche. Langue bonne. Pas d'albumine dans les urines ; quelques carbonates et un peu de pigment.

Le 26. Pouls à 60, dépressible.

Céphalalgie. Maux d'estomac. Douleurs dans les mollets et les cuisses, surtout à droite, où a reparu une éruption de même nature, tellement confluente que, par places, on a de véritables pétéchies. La température axillaire marque 39°. On prescrit au malade la limonade sulfurique.

Le 30. Pouls à 73. Soir, céphalalgie. Peau chaude, pouls à 88. Température axillaire, 40 2/5. Douleurs abdominales et céphalalgie intense. Peau très chaude. Bruit de souffle au premier temps.

Aujourd'hui le malade a eu quelques taches nouvelles au bras gauche (face antérieure).

2 mai. Les taches ont pâli considérablement, cependant le malade a toujours de la céphalalgie.

Le 3. Apparition d'élevures rouges, violacées, ressemblant aux papules de la variole, sur les jambes et les cuisses.

Ces saillies sont tout à fait différentes d'avec les taches de la maladie primitive. Des élevures semblables se montrent à la face et sur le tronc, mais plus discrètes que sur les membres inférieurs, siège des plaques de Werlhof. Prurit intense.

Le 5. Ombilication manifeste des pustules discrètes. *Faiblesse extrême des jambes, impossibilité de les soulever.*

Le 14. Réapparition des taches de purpura, aussi confluentes qu'auparavant.

Le 18. Taches très foncées.

Le 19. Les taches commencent à pâlir.

Le 26. Le malade part.

OBSERVATION XX. — (Th. Mathelin, résumée.)

Moreau (François), 31 ans, entré le 20 avril 1877, dans le service de M. Villemin. Tempérament lymphatique et nerveux.

A craché du sang en 1875. Mal portant depuis cette époque.

15 mars 1877. Il tousse beaucoup et crache encore du sang. Soigné pour une bronchite spécifique.

10 avril. Il est pris subitement de frissons intenses avec mal de tête atroce. En même temps, douleurs articulaires, courbature générale. Sulfate de quinine. Disparition des douleurs.

Le 15. Il éprouve une continuelle sensation de froid et le lendemain en s'éveillant il se voit les bras et les jambes couverts de taches rouges.

Le 20. Entrée au Val-de-Grâce.

Etat actuel. — Taches rouges sans saillie à la peau irrégulièrement disposées sur les membres supérieurs et inférieurs. Douleurs sourdes dans l'abdomen.

Le 21. Vomissements bilieux.

Le 22. Vomissements. Entérorrhagie Les taches commencent à pâlir.

Le 22. Les taches s'effacent de la périphérie au centre. Température normale.

Le 23. Entérorrhagie. Quelques crachats sanguins.

Le 25. Les coliques ont diminué. Gencives douloureuses un peu fongueuses.

Le 28. Entérorrhagie.

Le 26. Nouvelle éruption accentuée surtout autour des poignets et des coudes. Quelques taches à la partie antérieure des genoux.

Le 27. Apparition de taches très petites sur les jambes, les pieds, aux mains, dans les espaces interdigitaux et dans les plis de la paume. Moins de coliques. Pas d'entérorrhagie.

Le 28. Taches nouvelles sur les bras, les hanches et les parties latérales du thorax.

Les jours suivants, l'éruption persiste avec ses caractères. Selles normales.

1er mai. Coliques de 6 heures du soir à 4 heures du matin. Au moment où les coliques cessaient, fourmillement dans les pieds. Le malade, en regardant ses pieds quelques instants après, y voit une assez grande quantité de taches nouvelles.

Rien de nouveau pendant quelques jours.

Dans la nuit du 5 au 6, nouvelle poussée de taches disposées spécialement autour des articulations des pieds, des genoux, des coudes et des poignets.

Les jours suivants, les taches pâlissent, leur saillie diminue. Elles ne tardent pas à disparaître complètement.

Le 18. Il sort complètement guéri de son purpura.

Observation XXI. — (Th. Oriou, obs. VII.)

Purpura hémorrhagica. — Hématémèses. — Entérhorragies avec douleurs articulaires.

Le nommé Michaut, âgé de 17 ans, garçon marchand de vins, entré le 4 décembre 1876, salle Saint-Henri, n° 13.

Le malade habite Paris depuis plusieurs années ; il est employé chez un marchand de vin ; travaille beaucoup, mais sans excès ; se nourrit bien et n'a jamais souffert de la misère.

La veille de son entrée dans le service, étant en pleine santé, il a éprouvé une sensation de picotement dans les jambes ; il regarde et voit sa peau constellée de petites taches rouges. Pas de trouble dans la santé générale, pas de fièvre, un peu de courbature.

4 décembre. On constate au niveau des genoux et sur la peau des taches purpuriques rouge vif, ne disparaissant pas sous le doigt, dont les unes atteignent la grosseur d'une pièce de dix sous, les autres ne dépassant pas la grosseur d'une lentille ; les deux membres inférieurs en sont couverts, surtout au niveau des genoux ; il n'y en a ni sur le ventre, ni sur le membre supérieur.

Pas d'hémorrhagie concomitante, pas d'albumine, pas de fièvre ; rien à l'auscultation des poumons. Les battements du cœur sont réguliers et forts ; le malade se plaint de palpitations, on sent avec la main des frémissements ; pas de souffle appréciable.

Prescription : limonade sulfurique.

Le 5. Le malade est un peu plus abattu que la veille ; il vomit spontanément le potage qu'il a pris le matin. Dans la journée la soif est vive, il boit beaucoup, mais ne peut rien supporter, il vomit tout ce qu'il prend. Il aurait rempli sept cuvettes (?) de matières bilieuses.

Le 6. Ces vomissements ont continué pendant la nuit, la soif est toujours très vive.

Le 7. Le malade n'a pas vomi depuis hier; il est faible et a peu dormi.

L'articulation du coude à gauche est douloureuse, gonflée, la peau est un peu rouge.

Le 8. Pas de changement.

Le 9. Les douleurs articulaires persistent dans le coude gauche, ont gagné le droit et les genoux.

Le 10. Les vomissements, qui avaient cessé, reparaissent; matières bilieuses très foncées, aspect presque fécaloïde.

Ecchymoses de la paupière et de l'oreille droites.

Nouvelle poussée de taches purpuriques sur les fesses et sur les mollets.

Diarrhée; quatre à cinq selles liquides dans la journée.

Le 11. Vomissements noirs, très nettement sanguinolents. Entérorrhagies abondantes; plusieurs selles de sang pur.

Ecchymoses nouvelles aux genoux et sur la face.

La nuit a été très agitée, délire, paroles incohérentes; le malade a voulu se lever, on a été obligé de l'attacher.

Le matin, il est très affaissé; la fièvre est intense. T. 39°. La peau est chaude, le pouls petit et fréquent.

Les gencives ne présentent rien.

Prescription : glace sur le ventre. Lavement, laudanum 10 gouttes; un rigollot au niveau du creux épigastrique. — A l'intérieur : jus de citron ; perchlorure de fer, 2 gouttes toutes les deux heures dans la glace pilée. T. soir, 39,2.

Le 12. Il va mieux, la nuit a été plus tranquille; il n'a eu qu'une seule selle contenant un peu de sang dans les vingt-quatre heures.

Il n'a pas vomi. Même traitement qu'hier, plus 0,05 d'extrait thébaïque. T. 37,6; soir, 37,8.

Le 13. Nouvelle entérorrhagie, nouvelle hématémèse, aussi abondantes que les premières. Partout où il y a de la pression, il se fait une suffusion sanguine sous la peau. Ainsi la partie sur laquelle a appuyé la vessie de glace est violacée. Le point où a été appliqué le sinapisme est rouge violet.

La rate paraît volumineuse. Délire pendant la nuit. P. 104. Même traitement, plus une potion de Todd.

Le 14. Pas de vomissements ni de sang dans les selles, il paraît aller mieux ; l'agitation est moindre, bien qu'il n'ait pas dormi la nuit ; les douleurs articulaires n'ont pas augmenté, mais sont toujours aussi fortes. Même traitement. P. 124.

Le 15. Quatre selles non sanglantes depuis hier, pas de vomissements. Le malade se sent très faible et très affaissé. T. 37,5.

Le 16. Pas de nouvel accident. La nuit a été meilleure, le malade se sent plus fort ; il y a une amélioration notable.

Le soir, accès de dypsnée subit et sans cause ; angoisse, malaise, fièvre. T. 39°. Pouls petit et fréquent.

Rien à l'auscultation du cœur et des poumons qui puisse expliquer cet état. Sulf. quinine, 0,50.

Le 17. L'accès n'a point duré plus de deux heures ; la nuit a été tranquille ; selles normales, pas de vomissements ; il a peu dormi, aussi ce matin accuse-t-il un bien-être relatif. Sulf. quinine, 0,80. T. 39,2.

Le 18. Rien de nouveau. Plutôt du mieux.

Le 19. Les douleurs articulaires ont diminué, diarrhée depuis hier soir. Dans l'après-midi, vomissements bilieux survenus sans cause. T. 38,6.

Le 20. Hier, nouveaux vomissements. Les taches purpuriques ont disparu. Douleurs moins vives. Diarrhée continue. Supprimer tout, sauf bismuth. T. 38°.

Le 21. Entérorrhagies moins abondantes.

Le 22. Etat général meilleur. T. 38,2. Toujours de la diarrhée. Pas d'aggravation.

Le 23. Plus de diarrhée. Les ecchymoses disparaissent. Etat général meilleur.

Observation XXII.

Purpura simple des quatre membres à disposition symétrique.
(Th. Vernier, 1873, citée par Testut.)

B..., 15 ans 1/2, portefeuilliste, a eu, il y a quinze jours, sans cause connue, de l'œdème des jambes. Dès le jour même, il s'aperçut de l'existence de petites taches rouges limitées aux pieds. Les jours suivants, extension de l'affection aux jambes, puis aux cuisses. En même temps il survint quelques taches aux bras.

A son entrée à l'hôpital, tous les membres, surtout les inférieurs, étaient couverts de taches presque confluentes d'un rouge violacé, surtout nombreuses à la partie externe des jambes. Les taches variaient de l'étendue d'un grain de millet à celle d'une lentille. Les plus grandes étaient pâles avec une teinte lie de vin. Les plus petites, d'un rouge plus ardent. Au toucher, on sentait manifestement des élevures papuleuses sur les petites ponctuations, tandis que les taches étendues étaient purement maculeuses.

Cette éruption confluente aux cuisses arrivait un peu sur les aines et les organes génitaux, mais s'arrêtait immédiatement au-dessus de cette limite. Le ventre et le dos étaient parfaitement indemnes.

Même éruption sur le dos des mains, avec développement de papules plates; absence complète dans la paume des mains. Elle était assez abondante à l'avant-bras, surtout à la face dorsale; aux bras, elle était circonscrite et discrète, presque nulle à la face interne.

Paris. — A. PARENT, imp. de la Fac. de médec., rue M.-le-Prince, 31.
A. DAVY, successeur.

www.ingramcontent.com/pod-product-compliance
Ingram Content Group UK Ltd.
Pitfield, Milton Keynes, MK11 3LW, UK
UKHW022113070726
13613UKWH00003B/1031